JN271578

肩こり・首痛は99%完治する

“緊張性頭痛”も“腕のしびれ”もあきらめなくていい！

酒井慎太郎

GENTOSHA

はじめに

首や肩のこりや痛みから、もう解放されよう

まず、みなさんにお聞きします。

首こりや肩こりに見舞われたとき、みなさんはいつも、どのように対処していますか？

1 つらいけど、仕事は忙しいし、何とかがまんできる程度なので放っておく
2 行きつけのマッサージ屋さんに行って、こりや痛みをとりあえず解消させる
3 病院などへ行って異常がないかどうか診《み》てもらう

いかがでしょう。

おそらく、ほとんどの方は**1**か**2**、よほどの痛みがないかぎり、**3**という方は少ないでしょう。

では、**1**あるいは**2**と答えた方に、もうひとつお聞きしましょう。

その対処法によって、みなさんの首や肩の悩みは消えましたか？

おそらく、〝こり〟や〝痛み〟などの悩みをごまかしながら、ずっと引きずっている方がほとんどなのではないでしょうか。

マッサージなどでいったんはよくなっても、仕事などで疲れがたまるたびに、ひどい首こりや肩こりに悩まされている方は非常にたくさんいらっしゃいます。また、「首・肩がこる➡マッサージをする」を繰り返しているうちに、だんだん症状が重くなってしまったという方も少なくありません。

たとえば、こんな症状に思い当たることはありませんか？


「こりがひどくなると、いつも頭痛や吐き気がする」

「首や肩が、鉄板でも背負っているかのようにガチガチになっている」

「肩こりだけでなく、手までしびれてきた」

「くしゃみをすると、首や肩が響くように痛む」

「首や肩の調子がよくないと、あちこちの体調が悪くなり、心まで落ち込んでしまう」

これらはいずれも、首や肩のこりをみすみす進行させてしまったことによって起こる症状です。意外に知られていないことなのですが、首や肩のこりや痛みは、ごまかしながら引きずっていると確実に悪化します。「たかが肩こりくらい……」と思っていた症状が、長年のうちに積み重なって、いつしか、頸椎《けいつい》のヘルニアや数々の不定愁訴（バレリュー症候群）といった〝とても無視できないような病気〟へと発展していってしまうのです。

それでは、みなさんにいま一度お聞きしましょう。

なぜ、いまのうちにしっかり治しておかないのですか？

え？　首や肩のこりを完治させるのは難しいだろうし、いったんはよくなっても、また再発するに決まっているから？

いいえ、そんなことはありません。

私は断言します。

首や肩のこりや痛みは、すっきりと完治させることができます。また、こりから発生する手のしびれや頭痛、吐き気なども治ります。再発することはありません。きちんとした治療を行ない、きちんとした習慣を身につけさえすれば、首や肩を長年の重い苦しみから解放することができます。

そして、それはそんなに難しいことではありません。

ちょっとした自己努力や治療によって、誰にでもできることなのです。

これから私は、この本で、そういった首・肩の悩みを解消させるノウハウをすべて注ぎ込んでいこうと考えています。

みなさんも、これを実践すれば、首や肩のこりや痛みとオサラバできるはず。きっと、もうマッサージ屋さんに駆け込む必要もなくなることでしょう。

ちゃんと治療すれば治るのに、どうして治さないのか？

私の専門は、腰痛、首痛や肩こり、ひざの痛みなどの治療です。東京の王子というところで「さかいクリニックグループ」を開業しています。当院には一日に１５０人以上の患者さんが訪れていますが、そのなかには、首や肩のこりや痛みをこじらせてしまった方、重度の症状に悩んでいらっしゃる方や他院ですでに手術日が決まっている方もたくさんいらっしゃいます。

首・肩の悩みで当院にいらっしゃる患者さんは、腰痛やひざ痛に比べると若い方が多く、なかでも30代、40代の方が目立ちます。とくに多いのは、仕事で長い時間デスクワークをされている方や、長時間にわたり車を運転されている方。そういう患者さん方にお話をうかがうと、首や肩のこりはほとんど「常にあって当たり前の状態」なのだと口をそろえます。いつもギリギリまでがまんしているのだけど、こりや痛みが「耐えられない状態」になると、マッサージなどに頼るのだといいます。そして、マッサージをしても一向によくならなかったり、痛みやしびれなどの症状がいっそうひどくなったりして状態をこじらせてしまうと、みなさん当院にいらっしゃることになるわけです。

でも、私は不思議なのです。

どうしてみなさん、そんなに悪くなるまで後生大事に首こりや肩こりを抱えているのでしょう。きちんと対処しさえすれば、悩まなくてすむ問題なのに、どうしてその対処をしないまま、悩みを引きずってしまうのでしょう。

私は『関節包内矯正《かんせつほうないきょうせい》』という、重要関節の動きをなめらかにするメソッドを治療の中心に据えているのですが、これを行なうと、たいていの首・肩のこりや痛みはわりあいすぐに解消します。ほんとうに、みなさん目を白黒させてびっくりされるくらいです。そして、「どうして治るのか」「自分で治すにはどんなことをすればいいのか」といったことをご説明すると、みなさん、納得されると同時に複雑な表情をされます。きっと、「こんなに簡単に治るのなら、もっと早いうちからちゃんと対処しておけばよかった」という気持ちになるのだろうと思います。

とにかく、首や肩の悩みは99パーセント解消します。

それは、私にとっては、不思議でも何でもなく、当たり前の事実です。

ですから私としては、多くの患者さん方が、首や肩の痛みやこりをこじらせてしまうまで「治さずにいる」ことのほうがずっと不思議なのです。

首や肩のトラブルに対し〝意識革命〟をしよう

ところで、私は昨年末、『腰痛は99%完治する〝ぎっくり〟も〝ヘルニア〟もあきらめなくていい!』という本を出版いたしました。この前著では、腰痛の対処法だけでなく、人間の体の要《かなめ》である『腰』の重要性について書かせていただき、ありがたいことに多くの方にご支持をいただきました。

後でくわしく説明しますが、『首』はその〝要〟である『腰』と連動しています。そのため、首や肩に不調を感じている方には、腰にも不調を抱えているケースがとても多いのです。今回の本では、腰の問題はあまり深く触れていませんが、「腰のほうも不安だ」という方は、なるべく、腰痛本のほうも併せてお読みいただけると幸いです。また、そちらでは私の得意とする治療法、『関節包内矯正』についても、よりくわしく取り上げていますので、「これについてもっと知りたい」という方も、ぜひ姉妹版である腰痛本を併読されることをおすすめいたします。

腰痛もそうですが、肩こりや首こりの悩みを抱えている人には、「どうせ、つき合っていくしかない症状なんだ」というように、完治を半ばあきらめてしまっているような人が少なくありません。

でも、あきらめる必要などまったくないのです。

毎日のように悩まされ続けてきたしつこい痛みやこりも、やることさえきちんとやれば、きれいに消し去ることが可能です。

それに、首はいろいろな面で、人間の健康のカギを握っている部位です。

この部位に対し、日頃から〝きちんとした対処〟を行なっているかどうかで、人の体や心の調子は大きく変わってきます。ほんとうに、人生を健康に生きられるかどうかは、ここがポイントだと言っても過言ではないのです。

ですから、みなさん。

ぜひ、首や肩のトラブルに対するこれまでの自分の偏見を捨て、〝意識革命〟をするようなつもりでこの本を読んでみてください。そうすれば、首・肩の悩みから解放されるのはもちろん、もっとすばらしい〝健康の恵み〟を見いだすことができるでしょう。

酒井慎太郎

Contents

肩こり・首痛は99%完治する

"緊張性頭痛"も"腕のしびれ"も
あきらめなくていい!

はじめに
首や肩のこりや痛みから、もう解放されよう……3
ちゃんと治療すれば治るのに、どうして治さないのか?……6
首や肩のトラブルに対し〝意識革命〟をしよう……8

Part 1

もう首痛も肩こりも、手のしびれもあきらめない

たかが肩こり、されど肩こり……20
〝こりがこりを呼ぶ〟悪循環サイクル……23
6キロの頭を支える首の筋肉が疲労すると……26
マッサージでは問題の根本的な解決にはならない……29
〝画像〟よりも〝症状〟を重視する病院が正しい……31
関節包内矯正なら〝負の連鎖〟を断ち切ることができる……35

関節の微妙な〝ひっかかり〟を手技によって解消する……37
首・肩のトラブルは99パーセント治せる……40

Part 2

首・肩のこりや痛みを根本解決する「3つのメカニズム」

すべてはS字カーブがあってこそ……44
『仙腸関節』は腰だけではなく、首や肩にとっても重要……46
首・肩のトラブルを根本解決する治療の「3点セット」……49
いちばんの原因はストレートネック……50
ストレートネックかどうかの自己チェック法は？……53
パソコン作業による〝前かがみ〟〝うつむき〟が元凶……56
アクセサリーでもストレートネックになる!?……59
元のカーブに戻すにはどうすればいい？……60

不定愁訴を伴う症状は、「頭と首の境目」が治療のカギ……63
「脳と体の連絡をよくすること」は自分でもできる……66
肩をすぼめがちな人は『第1肋椎関節』に注意しよう……69
首と腰はつながって動いている……71
ちゃんと治るのに、治さないのはソン……73

Part

3

首・肩の症状はすっきりとれる！タイプ別・対策マニュアル

首と肩の悩み・チェックテスト……76
【一般的な肩こり・首こり】……80
【頸椎症】……82
【頸椎椎間板ヘルニア】……88
【頸髄症】……92

【五十肩（四十肩）】……93
【胸郭出口症候群】……97
【寝違え】……100
【緊張性頭痛】……101
【ムチウチ】……104
【バレリュー症候群】……107
【頸椎後縦靭帯骨化症（OPLL）】……112
【手根管症候群】……113
【肘部管症候群】……115
【尺骨管症候群】……117
【内臓の病気が原因の肩こり】……118

Part

4

ホントの「常識」ウソの「常識」首と肩お悩み解決Q&A

Q 01 ストレートネックを解消するにはどうすればいい？……120
Q 02 首や肩に負担をかけないパソコンとのつき合い方は？……123
Q 03 『簡易版・首の関節包内矯正』のやり方は？……124
Q 04 『簡易版・腰の関節包内矯正』のやり方は？……126
Q 05 肩こり、首こりと体型にはどんな関係があるの？……128
Q 06 湿布は温湿布がいい？　それとも冷湿布？……129
Q 07 首には温めるポイントがあるって本当？……130
Q 08 肩や首の健康にいい入浴法は？……132
Q 09 関節の動きをよくするとダイエットにもいい？……134
Q 10 肩たたきやマッサージは強めにしちゃダメなの？……136

Q11 ツボ押しグッズを手放せないんだけど……138
Q12 首の筋肉って、運動して鍛えたほうがいいの？……139
Q13 首や肩のこりを悪化させない服装は？……140
Q14 ネックレスの重みが首の負担になるって本当？……141
Q15 肩こりや首こりを防いでくれる食べ物ってあるの？……142
Q16 枕はどんなものを使うのがいいの？……144
Q17 けん引治療は逆効果になることもあるって本当？……146
Q18 首や肩の骨をポキポキと鳴らすのはよくない？……147
Q19 関節包内矯正の治療を受けたいときはどうすればいい？……148

Part

5

首が健康になると人生がうまくいく！

首は人生の基本です！……152
首を酷使している人はとても〝もったいない〟ことをしている……154
女性の美しさは首からはじまる……157
毎日体調がよく、体が軽くなる……159
うつむきをやめると、精神的に明るくなる……161
首が健康であれば、人生はきっとうまくいく！……164
肩こりや首こりのない世界へ行こう……166

あとがき……169

Part 1

もう首痛も肩こりも、手のしびれもあきらめない

たかが肩こり、されど肩こり

世の中には「肩こりは病気じゃない」と思っている人が少なくありません。

みなさんは、どうです?

え? 肩こりくらいなら、まあ、放っておいても平気だろう?

いいえ、それは大きな間違いです。

だって、考えてもみてください。

肩がこっている人は、たいてい首もこっています。肩と首とは、同じ筋肉でつながっていますから、肩の筋肉疲労が首の筋肉へと伝わってしまうのです。また、首のこりや筋肉疲労が重なると、頸部を走っている神経が圧迫され、頸椎や周囲の関節にもさまざまな悪影響がもたらされます。さらに、頸椎に異常が出れば、手がしびれたり、さまざまな不定愁訴を感じたりすることも多くなります。それに、頸椎とつながる腰椎や骨盤の関節にもトラブルが起こりやすくなるのです。

体というものは、常に〝ひとつながり〟でバランスをとっています。どんな小さな

長時間の同じ姿勢
（デスクワークなど前かがみの姿勢）　……ストレートネック形成

↓

首こり・肩こり　……筋肉疲労・血行悪化

↓

（骨盤の仙腸関節の動きが悪くなり、腰痛が現われる場合もある）

↓

頸椎症　……首や肩のこりや痛み・手のしびれ・頭痛・吐き気など

↓

頸椎椎間板ヘルニア　……首や肩のひどい痛み・手の運動障害やしびれ、麻痺など不調でも、それがたび重なれば、次第にバランスが崩れ、何らかのトラブルへと結びついていってしまうもの。「たかが肩こりくらいで大げさな……」と思う人もいるかもしれませんが、慢性的に感じているこりや痛みを何の手も打たないまま放置していれば、いずれ困った事態に見舞われることは確実なのです。

前ページに示したのは、首・肩の病気が悪化していく際のもっとも典型的なパターンです。

つまり、肩や首のこりを放っておくと、いずれ頸椎症や首のヘルニアへと進行していってしまうのです。

みなさんは、自分の症状がどのあたりの段階にあるのかおわかりですか？ え？ こりや痛みだけでなく、手のしびれも感じていらっしゃる？

そうですか……。

では、もうすでに『頸椎症』の段階に入っていることになりますね。症状が筋肉疲労のレベルを超え、頸椎にまで異常が出てきてしまっているわけです。このレベルになると、マッサージをしても、またすぐにつらい症状が現われてきます。問題が頸椎にまで及んでいるため、いくらマッサージで筋肉の疲れをとったとしても根本の原因を解決できないのです。残念ながら、こりや痛みがひどくなるたびにマッサージを行なうようなつき合い方を長く続けていると、こういうふうに、いつの間にか症状を重くしてしまうケースがとても多いのです。

きっと、読者のみなさんのなかにも、思い当たるフシがある人がかなりいらっしゃるのではないでしょうか。

ですから、肩こりや首こりを甘く見るのは禁物。

〝こり〟や〝痛み〟を軽視していると、いずれ不調の波紋はどんどん広がっていってしまいます。

まずは、このことをしっかりと肝に銘じておくようにしてください。

〝こりがこりを呼ぶ〟悪循環サイクル

では、肩こりや首こりとは、どんな状態のことを指すのでしょう。

〝こり〟というのは、簡単に言えば〝体を動かさずにいることによって起こる筋肉疲労〟です。筋肉疲労というのは、運動をすることで起こるものと思われがちですが、動かない姿勢をずっと続けていることによっても、かえって特定の筋肉を疲労させてしまうものなのです。

なかでも、肩こりや首こりを招くのは、長時間座りっぱなしの姿勢を続けているとき。何時間もパソコンに向き合っていたり、休まずに車の運転をし続けたりしている場合です。そういうとき、肩や首の筋肉はずっと収縮したまま緊張し続けています。その緊張状態の持続が筋肉疲労を招き、〝こり〟を起こす原因になるのです。このあたりは、おそらくみなさん、日々の生活実感としてよくおわかりのことだろうと思います。

〝こり〟が発生するメカニズムについても、簡単に触れておきましょう。

肩や首の筋肉が緊張して疲労すると、筋肉の中を走る血管が圧迫され、その部分の血行が妨げられます。そして、血行が悪くなると、当然、その部分への酸素や栄養の供給が不十分になってきます。

この血行不良が問題なのです。本来、筋肉というものは、酸素を使ってブドウ糖を燃焼させ、必要なエネルギーをつくり出しています。ところが、血行が悪く、酸素が十分に行き渡っていないと、ブドウ糖が不完全燃焼を起こし、乳酸などの老廃物質に変わってしまいます。この老廃物質が筋肉や神経を刺激して、〝こり〟や〝痛み〟として知覚されるのです。

さらに、そのまま体をじっと動かさずにいると、血行はますます滞り、筋肉内に老廃物質がどんどんたまっていってしまいます。血流が促されるのは、周囲の筋肉が収縮・弛緩《しかん》を繰り返すときですから、その筋肉運動がないかぎり、〝こり〟は次々に発生していくばかり。それに、〝こり〟や〝痛み〟の情報が脳に達すると、その情報がフィードバックされて、患部の筋肉や血管の緊張をいっそう高めてしまいます。すると、それによって、また多くの老廃物質が生産され、〝こり〟がひどくなっていってしまうのです。

つまり、肩や首のこりや痛みを放っておくと、いずれ、〝こりがこりを呼ぶ〟という悪循環サイクルができてしまうことになります。そして、その悪循環が日々重ねられていくうちに、肩や首の筋肉がガチガチにこり固まり、より重度の症状へとつながっていってしまうわけです。

6キロの頭を支える首の筋肉が疲労すると……

ところで、みなさんは自分の『頭』がどれくらいの重さなのか、ご存じですか？

正解は6キログラムほど。2リットル入りのペットボトルなら、約3本分に相当します。これは、買い物カゴや袋に入れて手に持っても、かなりズシッとくる重さですよね。

このズシッとくる重いかたまりを、『首』はいつも支えているわけです。

そう考えてみれば、頭を支えるというのは、けっこうな重労働ですよね。

しかも、いつも直立姿勢で首の上にのってくれていればいいのですが、そうとは限りません。前かがみやうつむきの姿勢をとったとき、首の後ろ側の筋肉にかかる荷重負担は、直立姿勢をとっているときに比べ、なんと約3倍になると言われています。

そこで、みなさん、胸に手を当てて考えてみてください。

前かがみやうつむきの姿勢をとっている時間が、いかに多いかということを。

いかがでしょう。いまは、一日中パソコンの前に座って仕事をしているような人も決してめずらしくありませんし、仕事を離れても、携帯電話やゲームなどの画面に釘づけになっている人がたくさんいらっしゃいます。

要するに、日々の生活において、前かがみやうつむきの姿勢をとっている時間が非常に長くなったおかげで、首の筋肉がコチコチにこり固まってしまっている人がとても増えてきているのです。

6キロもある頭を日々支え続けているうえ、3倍もの負担がかかる姿勢を何時間も続けられたら、首としてもたまったものではないでしょう。そんな習慣を毎日続けていたら、首の筋肉が悲鳴を上げるのも当たり前。首こりや肩こりに悩む人が増えるはずです。

じつはこの状況は、ただでは済まない事態に発展してしまう可能性があることなのです。

後でくわしく説明しますが、このように首の筋肉に負担をかける習慣を続けていると、たび重なる筋肉の緊張から次第に頸椎のカーブが失われ、『ストレートネック』と呼ばれる状態に陥りやすくなるのです。この『ストレートネック』になると、こりや痛みもいっそうひどくなりますし、首・肩周辺の骨や関節にもいろいろな悪影響が出やすくなります。そして、頸椎症に移行しやすくなってしまうのです。

それに、首にはたいへん多くの神経や血管が集中しています。首の筋肉や関節の異常などによって、これらの神経や血管が圧迫されると、自律神経の働きが乱れ、さまざまな不定愁訴が起きることが多いのです。その症状は、頭痛、吐き気、耳鳴り、めまい、イライラなど、じつにさまざま。ときには、こうした不調が自律神経失調症やうつ病など、心の病気にまで発展することもあります。

こうしたメカニズムについては、次の章でくわしく見ていくことにしましょう。

とにかく、首という部位は、脳と体をつなぐ重要部位。

ここに〝こり〟や〝疲れ〟をためてしまう生活習慣を続けていると、そのうち、心身を揺り動かすような大トラブルに見舞われてしまうかもしれません。ぜひ、その〝怖さ〟を知っておいてほしいのです。

どうです?

みなさんも、もう「たかが、首や肩のこりくらい……」なんて言っていられなくなったのではありませんか?

マッサージでは問題の根本的な解決にはならない

さて――。

ここまでお読みいただいて、「肩こりや首こりを放置してはいけないことはよくわかったけど、じゃあ、いったい具体的にどうやって治せばいいの？」と感じていらっしゃる方も多いと思います。

それをこれから、ご説明いたしましょう。

まず、マッサージ。肩こりや首こりで、誰もがまっ先に考える手軽な解決法は、やっぱりこれですよね。

私は別に、マッサージを受けるのがいけないとは思っていません。筋肉をもみほぐしてもらうと、筋肉の緊張がやわらいで、こった部分の血行が回復します。また、やさしくマッサージされるのは気持ちがいいものですし、疲労をとる効果やリラックス効果も期待できます。

ですから、たまに疲れたときに受けるのならおすすめです。現に私も、仕事で疲れたときなどは受けに行くことがあります。

ただし、多くの場合、マッサージを受けても、肩や首の悩みがすべて解決するとは限りません。いったんはよくなっても、仕事などで筋肉疲労がたまれば、また再発するというケースがほとんどです。

それに、もし、その人の肩こりや首こりの原因が、純粋な筋肉疲労だけなのだとすれば、マッサージでその疲労をとれば、それだけでかなりの効果が上げられるはず。それがそう簡単にいかない背景には、頸椎の異常や関節の異常など、何らかの「筋肉以外の理由」が隠れていると考えていいのです。そういう「筋肉以外の理由」があるのであれば、その問題はマッサージでは解決できません。根本の構造的な問題を解決していないわけですから、受けたときは気持ちよくとも、またすぐに再発することになるのです。

ちなみに、私は肩こりや首こりに悩む人の中で、純粋な筋肉疲労だけという人は1割程度なのではないかと考えています。つまり、残りの9割方は、頸椎や関節などに何らかの不調を抱えていると予測しているのです。たとえば、こりや痛みが耐えられなくなるたびごとにマッサージを受けに行っているような人は、まず間違いなく、何らかの「筋肉以外の理由」があると考えていいでしょう。

でも、根本解決ができないのにもかかわらず、痛くなるたびにマッサージを受けるのでは、堂々巡りのいたちごっこのようなものですよね。先にも述べましたが、こういうことに時間を費やしている間に症状が進行してしまうことが非常に多いのです。それに、そんなに頻繁にマッサージを利用していては、かかる費用のほうも馬鹿になりません。これまでかなりの額をマッサージに注ぎ込んできたという人も少なくないのではないでしょうか。

ですから、マッサージに頼りきってしまうのは大いに問題アリなのです。

疲れたときに受けるのなら、まったくかまいません。ですが、これを「肩や首のトラブルを解消する唯一の手段」と考えるような発想は、もう改めたほうがいいでしょう。

〝画像〟よりも〝症状〟を重視する病院が正しい

それでは、マッサージで解決できない〝こり〟や〝痛み〟は、どこでどう解決すればいいのでしょうか？

鍼灸《しんきゅう》や指圧、気功などの民間療法へ流れる方もいらっしゃるかもしれませんが、これらは基本的に『対症療法』です。やはり根本的な解決には至らず、いったんはよくなっても、またぶり返す可能性が大きいと言えます。

そうなると、多くの人が考える最後の選択肢は〝病院〟ではないでしょうか。

なかには、「肩こり程度で病院にかかるなんて、おかしいと思われないだろうか」などと考える人もいらっしゃるようですが、別に遠慮はいりません。先にも言ったように、肩こりや首こりはれっきとした病気です。それに、まれではありますが、こり症状の背後に心臓病や胆石などの別の疾患が隠れているようなケースもあるのです。ですから、「たかが、こりや痛みくらいで」などと考えずに、堂々と医師に診《み》てもらったほうがいいと思います。

窓口はやはり、整形外科でしょう。

整形外科では、レントゲンやＭＲＩなどで患部を撮影し、首や肩のどこに問題があるのかを指摘してくれるはずです。そして、その診断によって、けん引療法や温熱療法、運動療法、薬物療法、装具療法、神経ブロック注射、手術といった、さまざまな治療法がとられていくことになります。

ただ、病院にかかる場合、ひとつ、事前に押さえておいたほうがいいポイントがあります。

それは、画像検査の結果だけを判断材料にした診断は、往々にして間違いをおかしやすいということです。

どういうことかというと、その患者さんの症状の原因がレントゲンやＭＲＩなどの画像にきちんと映し出されるとは限らないのです。これは腰痛も同じなのですが、頸椎や腰椎の小さな異常は画像に映らないことがしばしばあります。また、たとえ画像にヘルニアなどの異常が映っていたとしても、それが１００パーセント、痛みやこりの原因だとは限らないのです。ヘルニアがあっても何の症状も出ない人はたくさんいますし、反対に、画像のうえではまったく異常が見られなくとも、つらい痛みやこりが治まらないという人もいます。

ですから、画像診断に頼りきっているような医師に当たってしまうと、的外れな治療を受けるハメにもなりかねません。極端な例を挙げれば、画像診断で頸椎の椎間板に大きなヘルニアが見つかって手術をしようということになったとしましょう。でも、よくよく調べてみたら、そのヘルニアが痛みをもたらしている直接の原因ではなかったということもあるのです。首の手術といったらそれこそ大ごとですから、こういう場合は、セカンドオピニオンを求めるなど、十分に慎重な姿勢で対応する必要があるでしょう。

以下、首や肩のトラブルで病院にかかったときの注意事項を挙げておきますので、参考にしてください。

- 『画像検査』はあくまで判断材料のひとつにすぎない。画像重視の診断ではなく、症状重視の診断をする医師を選ぼう。
- 腕や手、首を動かしてテストをするなどの理学的検査や、触診・問診を重視している医師を選ぼう。
- どんなに重い症状でも、手術はどうしようもない場合の最終的な選択肢。簡単に手術をすすめるような医師ではなく、できる限りリハビリやそのほかの治療法を提示してくれる医師を選ぼう。

関節包内矯正なら〝負の連鎖〟を断ち切ることができる

では、このへんで、私の得意とする治療法『関節包内矯正』について、説明をしておくことにしましょう。

そもそも、関節というものは、次ページの図のように『関節包』という袋の中にあり、その潤滑液に満たされた袋の内部をのびのびと動けてこそ、すべるようななめらかさで動かすことができます。ところが、悪い姿勢を長く続けていたり、強い衝撃を受けたりすると、特定の関節に負担がかかるようになってしまい、その関節の関節包内の可動域の幅が狭くなってしまうことが多いのです。なかには、骨と骨とがお互いに引っかかって乗り上げるような格好になり、身動きがとれなくなってしまっていることもあります。しかも、そういう動きが少ない状態が長く続くと、そのまま関節包内で固まってしまうこともあるのです。

こういう状態では、関節はとても本来の動きができません。それに、そうした関節の動きの悪さが日々積み重なって、腰椎や頸椎を歪《ゆが》ませたり、周辺の筋肉を疲れさせ

■ 関節の構造

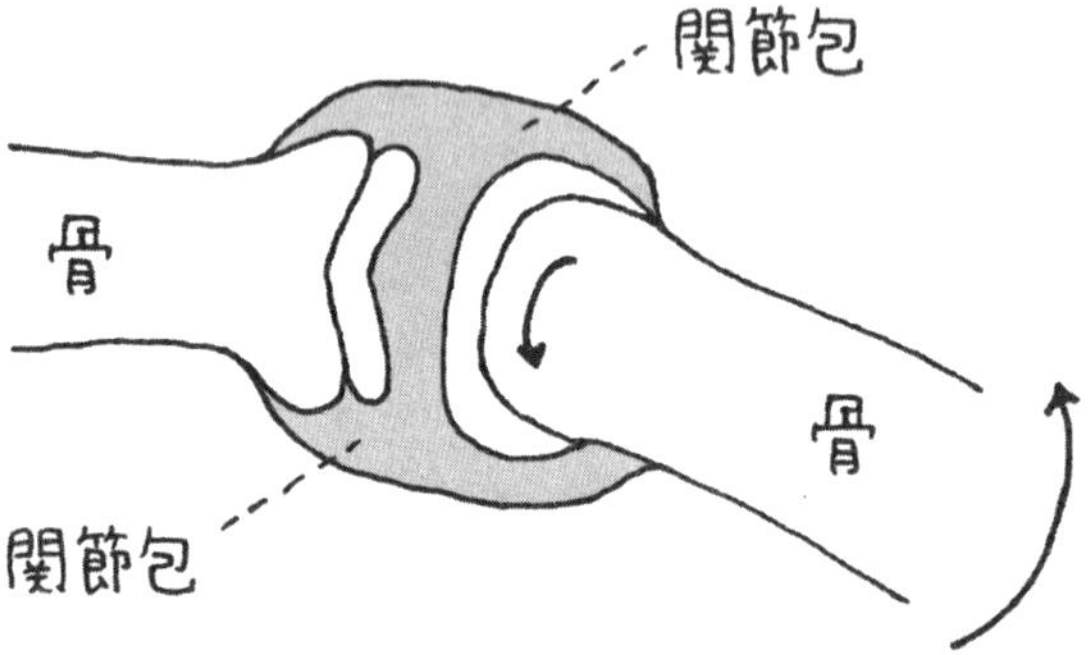

たりすることにつながっている場合が非常に多いのです。先にも述べたように、体というものは〝ひとつながり〟になっていますから、首や肩、腰などの特定の関節の動きが悪くなると、その負担が連鎖的に波及して、歪みやこり・痛みなどの症状へとつながってしまうことになります。関節の可動域が狭くなったことをきっかけに、〝負の連鎖〟が大きくなっていってしまうんですね。

ですから、こうした動きの悪くなっている関節を押し広げ、可動域を大きくする。それによって関節の動きを本来のなめらかなものにし、全身の歪みを正して、こり・痛みなどの症状を解消させていく――そうやって、〝負の連鎖〟を断ち切っていくメソッドが『関節包内矯正』なのです。

関節の微妙な〝ひっかかり〟を手技によって解消する

関節包内矯正について、もう少し続けさせてください。

人間の体には何百もの関節があります。ひじやひざのように可動域の大きい関節もあれば、ほとんど動かない関節もあります。また、動き方もさまざまで、大きく回転するものもあれば、蝶つがいのように開閉の動きをするもの、骨と骨とがずれるように動くものもあります。

そういうさまざまな関節があるなかでも、とくにトラブルを起こしやすいのは、「荷重関節」と呼ばれる体の重みがかかる部分です。首、腰、骨盤、ひざなどの関節がこれに相当します。

そのなかでも、私が治療においてもっとも重視している関節は『仙腸関節《せんちょうかんせつ》』と呼ばれる骨盤の関節です（47ページ参照）。

この関節は、ほんの数ミリしか動きません。

しかし、この関節の数ミリの動きは、体の重みを逃がすクッションのような働きをしていて、腰や首はもちろん、体全体をスムーズに動かすうえで非常に重要な役割を果たしているのです。しかも、この仙腸関節は〝ひっかかり〟や〝乗り上げ〟などを起こしやすく、本人も気づかないうちに動く範囲を狭くして、そのまま固まってしまうようなことも多くあります。

じつは、ひじなどの可動域の大きい関節よりも、こうした可動域の狭い関節のほうが、ひっかかりなどのトラブルを起こしやすく、そのトラブルが解消されにくい傾向があるのです。そして、そういった関節トラブルを放っておくと、いつしか体全体のバランスが歪み、痛みやこりなどの原因へとつながっていってしまいます。首、腰、ひざなどの荷重関節のトラブルのほとんどは、こういう数ミリ程度の微妙な関節の不具合からはじまっていることが多いのです。

ですから、関節包内矯正では、こうした関節の微妙な〝ひっかかり〟や〝ずれ〟などを解消し、関節が正しくなめらかに動くようにする。それによって、痛みやこりを生んでいる原因を、根本から解決していくわけです。

関節包内矯正は、手技によって行ないます。首や腰などのポイントになっている重要関節を手技で押し広げるのです。

決して痛くはありません。

また、カイロプラクティックのように強い力や衝撃を加えることもありません。

仙腸関節の関節包内矯正を受けた患者さんの言葉を借りれば、〝お尻のまんなかの骨を押し込まれているなあ〟と感じる程度の力のかかり方です。

ただ、この関節包内矯正には、熟練の技術と経験が必要です。

たとえば、動きの悪くなった仙腸関節というのは、言うならば、〝たてつけの悪い引き戸〟のようなもの。押しても引いてもギシギシいうばかりで、動かなくなってしまった戸のようなものです。でも、こういう戸も〝開けるコツ〟を知っている人がやるとスッと開くもの。つまり、私たちのように、経験を積み技術を磨いてきたプロフェッショナルが行なえば、そう力を込めなくとも関節を開き、ゆるめていくことができるのです。

なお、首や肩のトラブルでお悩みの方に対しては、「仙腸関節の関節包内矯正」にプラスして、「首周辺の関節の関節包内矯正」も行なっていくことになります。どの関節をどう動かして、首・肩の痛みやこりをとっていくかについては、次の章でくわしく見ていくことにしましょう。

首・肩のトラブルは99パーセント治せる

肩や首のトラブルは、99パーセント治せるものです。

100パーセントでないのは、がんや内臓の病気を原因とする痛みやこりなど、現代のさまざまな医療や関節包内矯正を動員しても治りにくいようなケースが1パーセントほどあるためです。

ほかはほとんど治せます。

しかも、肩・首の場合、私の元にわざわざ関節包内矯正を受けに来なくとも、自己努力によって治せる場合がかなり多い。症状の度合いやケースにもよりますが、自分でできる『簡易版・関節包内矯正』を行なったり、ふだんの生活習慣を改めたりすることによって、症状を解消・改善させていくことが可能なのです。その方法については、Part4でくわしく紹介することにしましょう。

ですから、このように「ちゃんと治せる」のにもかかわらず、何の行動も起こさずに症状をがまんしたり、悪い状態を引きずったりしていることは、じつに馬鹿らしいことなのです。

みなさん――。

ぜひ、肩や首の悩みを解消させることに向けて、自分から積極的にアクションを起こすようにしてください。

痛みやこりをがまんしたり、マッサージでごまかしたりする日々と決別して、〝本当の治療〟への一歩を踏み出してください。

その〝一歩〟を踏み出してみれば、必ず状態に〝変化〟が現われてくるはずです。「あ、なんだかいつもより肩が軽いな」とか、「おっ、いつの間にかこんなによくなっているぞ」といった感じが、じきに現われてくることでしょう。そういった〝いつもと違ってきた感じ〟を大切にしながら、前を向いて、完治への道をどんどん進んでいってください。

そうすれば、ずっとみなさんを悩ませてきた〝重いこり〟や〝つらい痛み〟とは根本からオサラバすることができます。

こりや痛みを生んできた〝負の連鎖〟をスパッと断ち切ってしまえば、本来のなめらかな動きをする自分の体を取り戻すことができるのです。また、〝いつもの不調を生むサイクル〟を〝いつも調子のいいサイクル〟へと切り替えていくことができるのです。

その〝一歩〟を踏み出すか踏み出さないかによって、みなさんがこれからの人生において感じる〝不快感〟や〝不調〟の総量は大きく違ってくるのではないでしょうか。

だから、アクションを起こすのです。

そして、これまで年がら年中しつこくつきまとってきたこりや痛みと、すっぱりと縁を切ろうではありませんか。

Part

2

首・肩のこりや痛みを根本解決する「3つのメカニズム」

すべてはS字カーブがあってこそ

この章では、本題に入る前に、少し人体の骨格構造についてのおさらいをしておきましょう。

首や肩のこりや痛みには、骨格のバランスの歪みが大きく絡んでいるのです。

左の図を見てください。

人体の中心には、頭蓋骨から骨盤まで、脊椎《せきつい》が通っています。脊椎は、7個の頸椎、12個の胸椎、5個の腰椎で構成されています。

脊椎がS字状にゆるやかに湾曲しているのがおわかりいただけますね。

このS字カーブは、荷重負担や衝撃をうまく分散させるようにできています。よく法隆寺の五重塔は地震の揺れで倒れないよう、力を分散させる構造になっているといわれますが、このカーブも一種の免震システムのようなもの。1か所に強い力が加わっても、それをしなやかに受け止めて、衝撃や負担をうまく緩和させることができる非常に合理的なデザインなのです。このゆるやかなカーブがあってこそ、私たちは

■ 脊椎の正しい形

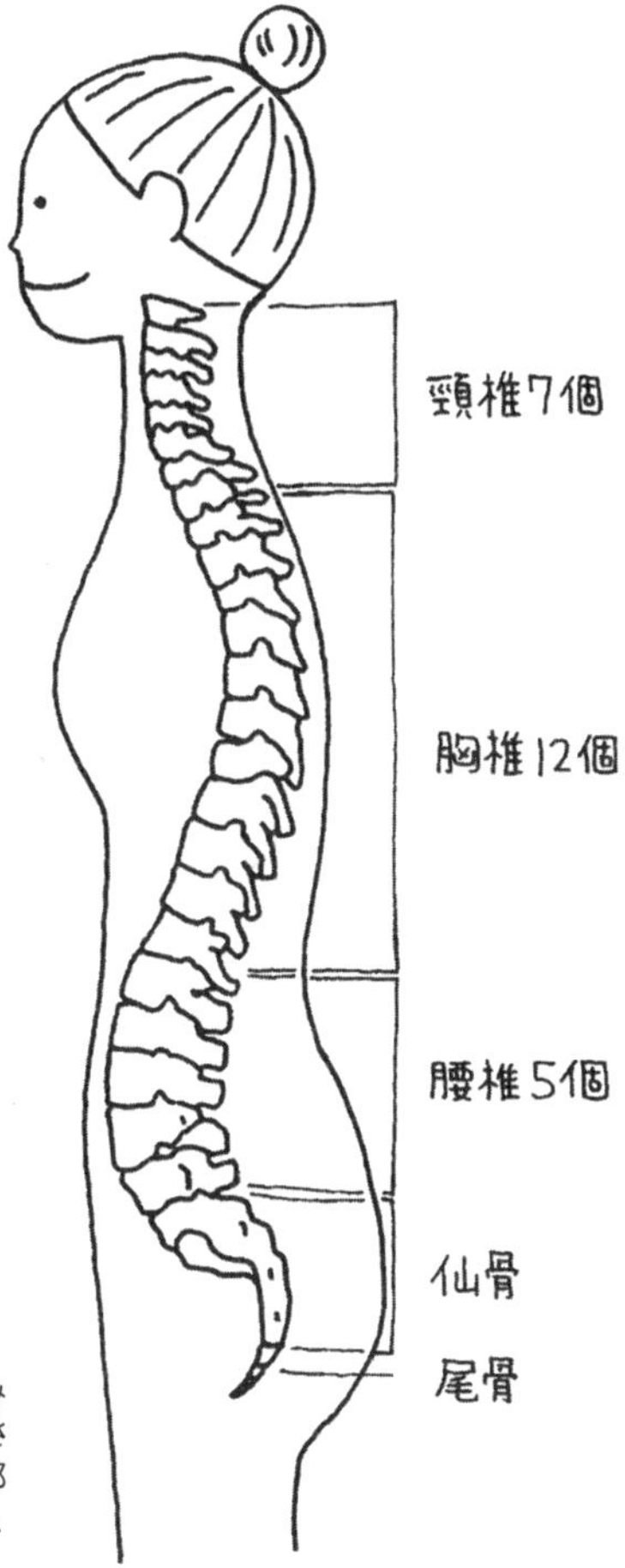

脊椎のS字カーブは、体の重みや体にかかる衝撃をうまく分散させるためのもの。頸椎や腰椎部のゆるやかな湾曲が失われると、さまざまなトラブルにつながる。

重い頭をのせながらも、直立して活発な活動をしたり、さまざまな運動をしたりすることができるわけです。

では、もしも、このS字カーブが崩れたり、なくなってしまったりしたら、どうなるのでしょう。

そうなると、荷重負担を分散させることができないため、約6キロもある頭の重みがまともに脊椎にかかってきてしまいます。そして、脊椎のまわりの筋肉などの組織にも大きな負担がかかることになります。とくに脊柱起立筋という、頭や体を倒したり起こしたりする筋肉が緊張しっぱなしになり、首、肩、腰などにこりや痛みが生じることになるのです。

なかでも、頸椎のカーブが失われると、首や肩のこりや痛みへと直結します。このメカニズムについては、後ほどくわしく説明しましょう。

『仙腸関節』は腰だけではなく、首や肩にとっても重要

また、こうした脊椎のバランスの歪みには、骨盤にある関節の状態の良し悪《あ》しが大

■ 骨盤の構造と仙腸関節の位置

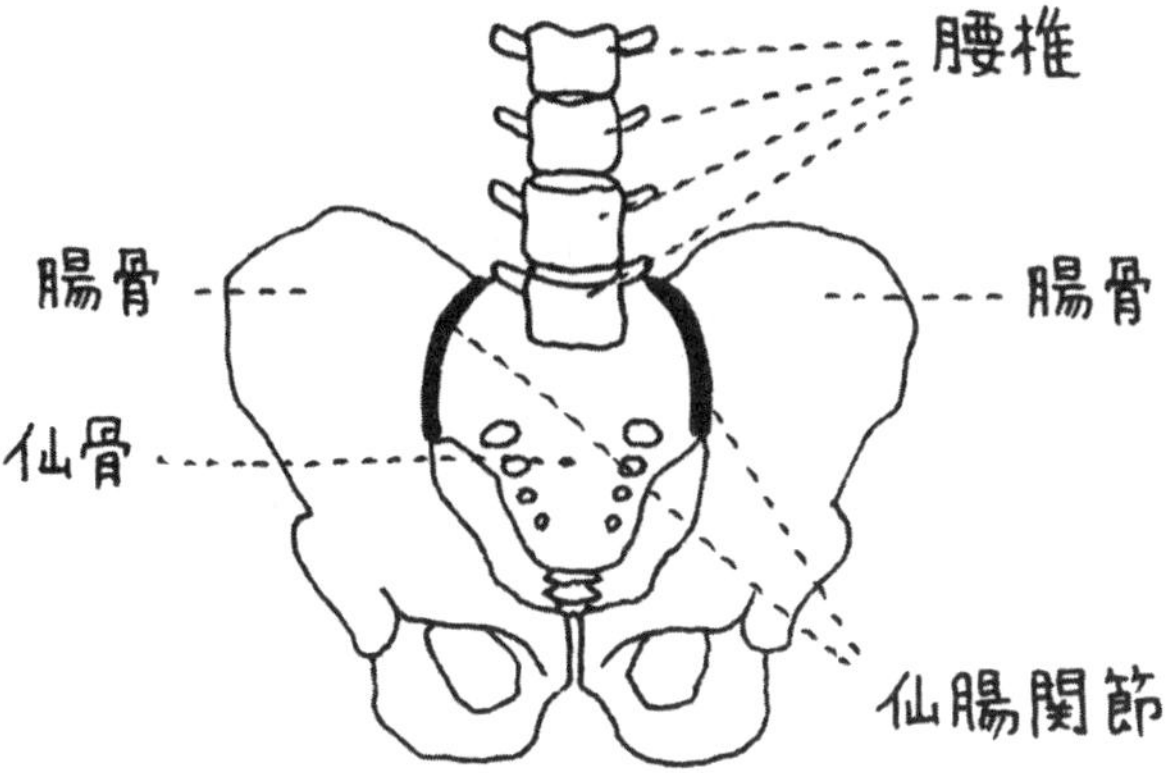

きく影響しています。

それが『仙腸関節』です。

仙腸関節についてくわしく触れた前著をお読みいただいたみなさんは、すでによくおわかりのことと思いますが、読まれていない方のために簡単に説明しておきましょう。

上の図のように、骨盤はいくつかの骨が組み合わさってできています。おおまかに言えば、中央の仙骨の左右にふたつの腸骨があり、骨盤特有のハート型をつくっているのです。その仙骨と腸骨のつなぎ目部分の関節が仙腸関節です。

仙腸関節は前後左右に数ミリほど動くことがわかっています。この数ミリの

〝遊び〟が体全体のクッションのような役割を果たしているのです。このクッションは、体に荷重負担や衝撃がかかったとき、それを逃がすためのとても重要なポイントになっています。ですから、仙腸関節の動きがいい人は、頸椎や腰椎など脊椎にかかる負担をうまく和らげることができるわけです。

逆に、この仙腸関節の可動域が狭くなったり、ほとんど動かなくなったりすると、その支障は、脊椎や周辺の筋肉にもろに現われます。これまでは脊椎と仙腸関節のコンビで負担を受け持っていたのが、共同作業ができなくなって、脊椎がひとりですべての負担を背負うことになるのです。その過重労働が日々重なれば、いずれ脊椎は悲鳴を上げてしまいます。脊柱起立筋などのまわりの筋肉が疲労したり、腰椎や頸椎の椎間板にトラブルが生じたりすることでしょう。こうした無理が重なった結果、こりや痛みなどの症状が生み出されていると考えられるわけです。

しかも、仙腸関節は、仙骨と腸骨とのひっかかりが生じやすく、たいへん機能異常を起こしやすいところ。私の元を訪れる患者さんも、ほとんどは仙腸関節の可動域に問題があり、そこから腰痛などをこじらせてしまった方々です。そういう方々に関節包内矯正を行ない、仙腸関節を開くと、次第にクッション機能が回復し、脊椎にかかっていた痛みを逃がすことができるようになります。

そして、この骨盤の関節の機能異常は、腰痛だけでなく、首や肩のこりや痛みにも影響しているケースがたいへん多いのです。ぜひ、このことをよく覚えておくようにしてください。

首・肩のトラブルを根本解決する治療の「3点セット」

では、この章の本題に移ることにしましょう。

首や肩のトラブルを根本的に解決していくには、どこをどういうふうに治せばいいのか。ここでは、そのメカニズムについて見ていくことにしましょう。

そのための大きなポイントは、次の3つです。

1 ストレートネックを治す
2 首と頭の境目(後頭骨と第1頸椎の間)をゆるめる
3 仙腸関節、第1肋椎関節の動きをよくする

この3点セットで治療を行なえば、首や肩にこりや痛みをもたらしていた歪みなどの問題を根本的に解決させることができます。それによって、症状をすっきり解消させることができるのです。

しかも、これらは、首・肩そのものの悩みだけでなく、頭痛、吐き気、めまい、耳鳴り、手のしびれ、イライラといったさまざまな不定愁訴を解消させるのにもたいへん有効です。

きっと、これらにトライすれば、まるで自分の体だとは思えないほどに、首や肩が軽くなるはず。

それでは、どうしてそのような効果を上げることができるのか、そのメカニズムを順次説明していくことにしましょう。

いちばんの原因はストレートネック

まずは『ストレートネック』の問題です。

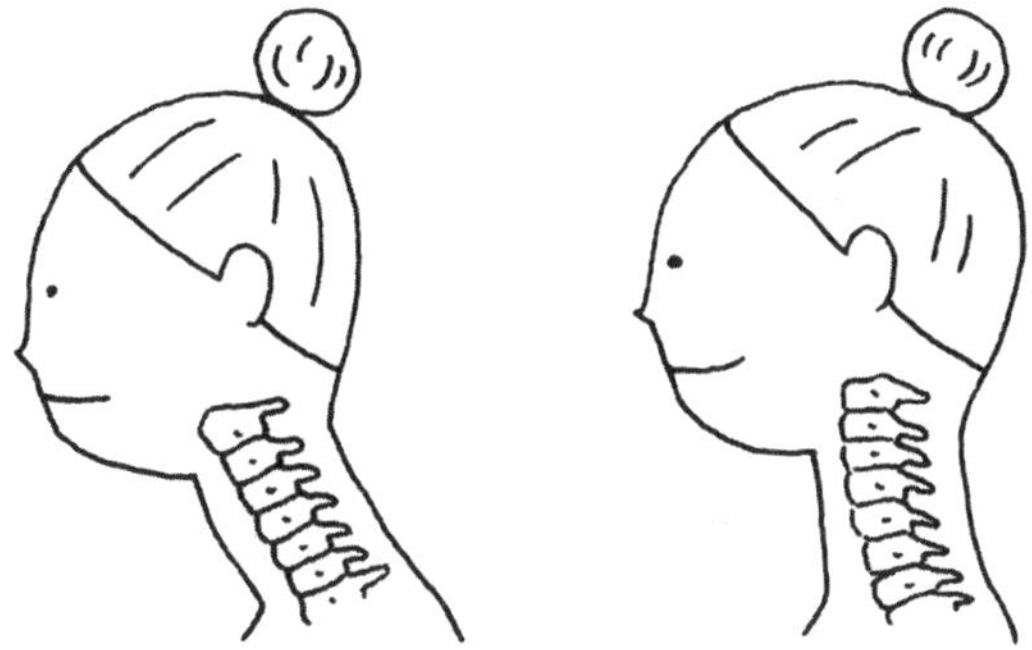

右が正常な頸椎で、ゆるやかに前方へ湾曲している。ストレートネックになると、このゆるやかなカーブが失われてしまう。

そもそもストレートネックとは、ゆるやかに湾曲しているはずの頸椎のカーブが消失し、まっすぐになってしまっていることを指します。頸椎は7個の椎骨で成り立っていますが、とくにそのうちの5番、6番、7番の頸椎のカーブがなくなってしまうことが問題なのです。上のイラストを見比べていただければ、その問題点がよくおわかりになるのではないでしょうか。

首・肩のこりや痛みは、結局、これがいちばんの原因なのです。

先ほど、脊椎がS字状カーブを持つことによって荷重負担や衝撃を分散させていることについて述べましたが、そのS

字の起点である頸椎のカーブがなくなってしまうために、全体のバランスが大きく崩れてしまうのです。

本来カーブしているはずの頸椎がまっすぐになってしまうと、6キロもある頭の重みがまともに頸椎にかかってくることになります。そうすると、頸椎をサポートしている首まわりの筋肉にも大きな負担がかかり、とくに首の後ろ側の筋肉が緊張しやすくなります。そして、その緊張は肩の筋肉にも伝わり、首から肩にかけての血行が妨げられる。これによって、首や肩の筋肉がこり固まりやすくなるわけです。

こうなると、日常的に首こりや肩こりに悩まされるのはもちろん、外からの衝撃にも弱くなるため、ちょっとしたことで首を痛めやすくなります。

さらに、ストレートネックだと、筋肉だけでなく、頸椎そのものに異常が起こりやすくなります。日頃から6キロもある頭の重さをまともに受け続けていれば、当然ながら、頸椎と頸椎の間にある椎間板にも圧力がかかり、そこに疲労がたまりやすくなります。そうすると、椎間板がつぶれて頸椎症の症状が現われたり、頸椎椎間板ヘルニアが起こりやすくなったりするのです。

つまり、Ｐａｒｔ１の最初に紹介したパターン（21ページ）のように、病気がどんどん進行していくような悪循環を招く土台ができてしまうことになるわけですね。

ですから、整形外科などで、もしストレートネックを指摘されたなら、それを放っておいては絶対にいけません。

頸椎というものは、カーブがあってこそ、本来の力を果たせるもの。そのカーブがなくなってしまったら、それは首・肩はもちろん、全身に不調やトラブルを生むはじまりだと思ってください。

おわかりいただけましたでしょうか。

頸椎に〝カーブがある〟ということは、全身のトータルバランスにとって、それくらい重要なことなのです。

ストレートネックかどうかの自己チェック法は？

みなさんもきっと、自分の首がストレートネックになっていないか、心配になってきたのではないでしょうか。

ストレートネックかどうかは、整形外科でレントゲンやＭＲＩなどを受ければすぐにわかります。また、医療機関を受診しなくとも、自分で見分ける方法もあります。

左図のように壁を背に〝気をつけ〟の姿勢で立ってみてください。

あごを引いて立ったとき、後頭部と肩甲骨、お尻が壁につきますか？ 次ページ左の図のように、後頭部と肩甲骨、お尻の3点を結ぶ線がまっすぐ一直線になっているのが〝正しい姿勢〟です。無理に力を入れずとも、こういう姿勢がすんなりとれるようであれば、まずストレートネックではないでしょう。

一方、後頭部が壁につかなかったり、意識して頭を後ろへ反らさないと壁に後頭部がつかなかったりする人はストレートネックの可能性大です。ストレートネックの人は肩甲骨に比べて頸椎が奥に入っているため、まっすぐ立っていても、背が丸まったり、頭が前に出てしまったりする傾向が強いのです。

私の場合、だいたい患者さんの姿勢をひと目見れば、ストレートネックかどうかがわかります。私の元に来られる患者さんは、もうほとんど100パーセント、ストレートネックの持ち主だと言っていいでしょう。

ただ、首や肩にとくに症状やトラブルを感じていない人の中にも、じつはストレートネックになっている人や、なりかけている人が少なくないのです。現代では、むし

■ ストレートネックの自己チェック法

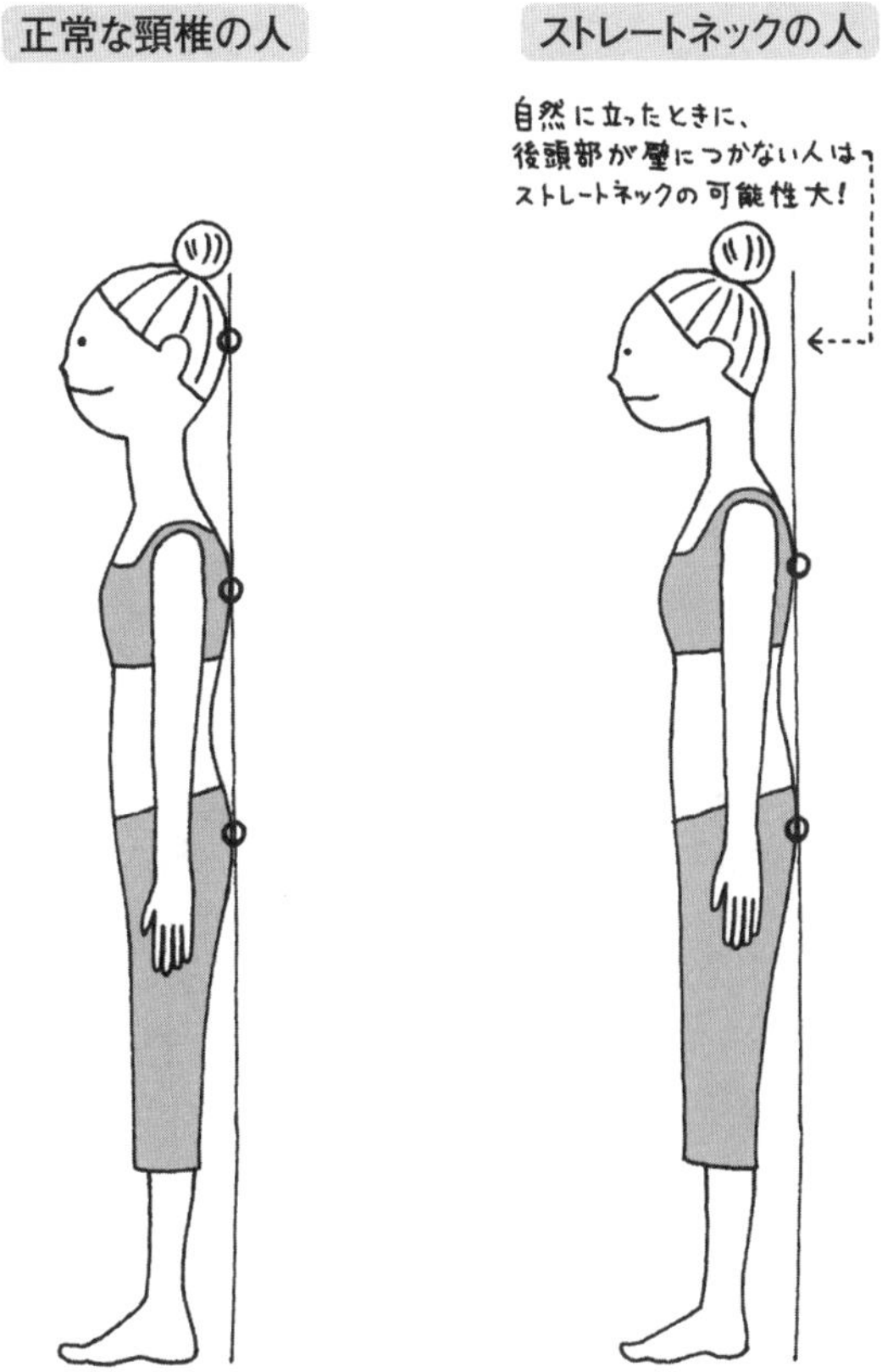
正常な頸椎の人
ストレートネックの人
自然に立ったときに、
後頭部が壁につかない人は
ストレートネックの可能性大！

壁を背に、あごを引いて立ったとき、正常ならば、無理に力を入れなくても、左図のように後頭部、肩甲骨、お尻の3か所が壁につくはず。

ろ〝ストレートネックではない人〟のほうがめずらしいくらい。私の見るところ、成人男女の8割方は、程度の差はあれストレートネックの兆候があると言っていいとさえ思っています。

なぜ、そんなにも多いのか――。

その背景には、現代人の生活習慣の問題が非常に大きく影響していたのです。

パソコン作業による〝前かがみ〟〝うつむき〟が元凶

ストレートネックを生み出す最大の原因。

それは、前かがみの姿勢やうつむきの姿勢などを長時間続けるような生活習慣にあります。

原因の99パーセントは、ここから来ていると言っていいでしょう。

みなさんも、日頃、いかに前かがみやうつむきでいることが多いか、ご自身の生活を振り返ってみてください。

パソコンの画面に釘づけになっている時間がとても長くはありませんか？　たとえ

パソコンを使っていなくとも、デスクワークをしていたり、携帯電話やゲームの画面を見ていたり、座って本を読んでいたり、車を運転していたり……。一日のほとんどの時間を前かがみやうつむきで過ごしているという人も少なくないのではないでしょうか。

そういう毎日の生活習慣が、ストレートネックをつくる〝大もと〟になっているのです。

とくに、パソコン作業を長時間続けていると、座りっぱなしのまま、知らず知らずのうちに前かがみやうつむきになってしまいます。なかでもノートパソコンを使っていると、画面の位置が低く、目線が下向きになってしまうため、前かがみ・うつむきになりがちです。ひどい人になると、猫背になって、顔とあごを前に突き出すような姿勢で作業をしていたりします。

このように前かがみ・うつむきの姿勢を長時間続けると、首や肩の筋肉が緊張しっぱなしになって、こりが進んでしまうことは先にも述べました。そして、こうした「筋肉が緊張しっぱなしになる状態」が日々積み重なると、ガチガチに緊張した筋肉に常に頸椎が引っ張られるかたちとなって、本来のカーブが少しずつ消失していってしまうのです。

なお、こういったストレートネックの症状は、基本的には長い月日をかけてジワジワと進むものです。しかし、なかには急速に進むこともあります。たとえば、四六時中、前かがみになって根をつめるパソコン作業を行なうような日々を続けたとしたら、ほんの2、3週間ほどでカーブが消失してしまうことも少なくありません。また、ときには車の追突事故などでムチウチになり、ストレートネックが一気に加速することもあります。

とにかく、頸椎とは、非常にナイーブにできているところなのです。

前に述べたように、人の頭は6キロほどもあり、それがうつむき姿勢をとったときには、首にかかる荷重は3倍にもふくれあがるのです。

だから、うつむきっぱなしで首に疲労をため込んだり、首に大きな衝撃を加えたりしてはいけません。

いいかげんに現代人は首を酷使する毎日から脱却しなくてはなりません。そして、「首をいたわる生活習慣」を身につけるべきなのではないでしょうか。

アクセサリーでもストレートネックになる!?

ちなみに、前かがみやうつむきの姿勢以外にも、ストレートネックになりやすい傾向や生活習慣がいくつかあります。これについても簡単に述べておくことにしましょう。

まず、男性か女性かでは、どちらかと言うと女性のほうがなりやすい傾向がありまず。とくに目立つのは、20代、30代の若い女性です。首が長くて細い女性や、胸の大きな女性もなりやすい傾向があります。ただし、これはあくまで傾向です。男性だから安心というわけではありませんし、首が太い人でもストレートネックになる人はたくさんいます。むしろ、前かがみやうつむきの姿勢を長く続けていれば、老若男女を問わず、誰でもストレートネックになる危険があると考えておくほうがいいでしょう。

それと、意外に大きな原因となっているのが、服装やアクセサリーです。たとえば、きつく締めつけるタイプのブラジャーをつけていたり、冬場に首や胸元を大きく開けた服を着ていたりすると、首や肩などの血行が悪くなり、ストレートネックを助長してしまうことがあります。また、ネックレスやイヤリングなどのアクセサリー類も、その重さが首の負担になっているケースが少なくありません。なかでも重いネックレスを常日頃から好んでつけているような方は、つけるのを考え直したほうがいいでしょう。

さらに、かばんの持ち方やかけ方にも注意が必要です。重いかばんや荷物などを片方の手で長時間持っていると、片側の首や肩だけがこったり痛くなったりするもの。こういう習慣がいけないのです。なお、肩からななめにかばんをかける習慣も首の筋肉や神経を圧迫しやすく、ストレートネックや手のしびれにつながることがあります。首や肩の健康を考えるなら、かばんはリュックサックにするのがベストです。

前述したように、頸椎というところは、とてもナイーブなつくりをしていますから、できるだけ負担を軽くして、何かを持ったり運んだりする際も、できるだけ左右均等に荷重がかかるような工夫をするほうがいいのです。

元のカーブに戻すにはどうすればいい？

さて、それでは、ストレートネックになってしまった頸椎を、元の健康な状態に戻すにはどうすればいいのでしょうか。

ストレートネックは、ある意味、頸椎椎間関節の異常ですから、ここに関節包内矯正を施してゆるめれば、短期間で治すことができます。ただ、やはりいちばん大切なのは、自分自身でふだんの生活習慣を改めることです。

まずは、パソコンと向かい合ったり、前かがみやうつむきの姿勢を続けたりする時間を極力減らすべきでしょう。仕事の都合上そうもいかないという場合は、できるかぎり姿勢に注意を払い、こまめに休憩をとるようにしてください。

そうしたノウハウについては、Ｐａｒｔ４でくわしく紹介しますが、ほんのちょっとした心がけを実行するだけでも、頸椎の状態はけっこう変わってくるものです。

たとえば、デスクワーク中や車の運転中に、あごを引く姿勢をとる習慣（１２０ページ参照）をつけるだけでも、ストレートネックはかなり改善していきます。私は、運転中などはいつも赤信号で停止するたびに、キュッとあごを引いて姿勢を正すように心がけています。そんなふうに姿勢を正す〝意識づけ〟をしていると、日々の習慣が積み重なって、頸椎がだんだん健康な状態へと戻っていくものなのです。つまり、「日々の悪い姿勢の積み重ね」で招いてしまったクセは、「日々のいい姿勢の積み重ね」によって矯正していくのがいちばんいいわけです。

先ほど、悪い姿勢を続けていれば2、3週間ほどでストレートネックになってしまうと述べましたが、じつは、これは逆についても言えること。すなわち、正しい姿勢をとる習慣をしっかりと2、3週間も続けていれば、元の健康なカーブが戻ってくるはずです。姿勢の改善さえきちんとできれば、ストレートネックは自己努力で十分に治すことができるものなのです。

見方を変えれば、それほどまでに頸椎は姿勢の影響を受けやすい部位だということなのです。正しい姿勢を身につけて、いったんはストレートネックが治ったとしても、また姿勢が悪くなるようなことが続けば、再びカーブがなくなっていってしまうことでしょう。

とにかく、ストレートネックは「すべての首と肩の病気の入り口」のようなものですから、この入り口を開けっ放しにしてしまってはいけません。ぜひ、日頃から衿《えり》を正した生活習慣を心がけ、病気への〝隙《すき》〟を与えないようにしましょう。

不定愁訴を伴う症状は、「頭と首の境目」が治療のカギ

だいぶ、ストレートネックの話が長くなってしまいました。

では、首・肩の悩みを根本的に解決するための「3点セット」のうち、ふたつめの話に移ることにしましょう。

ここでポイントになるのは、首の後ろ側の上部。後頭骨と第1頸椎の間です。この部分をゆるめておくことが、首の健康をキープするうえで、たいへん大切になってくるのです。

次ページの図を見てください。後頭骨というのは、頭蓋骨のいちばん下の骨であり、第1頸椎は、7個ある頸椎のいちばん上の骨です。つまり、「頭」と「首」の境目にあたるところ。この部分を関節包内矯正を用いて広げたり、レーザーなどを当てて温めたりすると、非常に治療がうまくいくことが多いのです。首、肩のこりや痛みばかりではありません。腰痛やひざ痛の場合も、先にここをゆるめておくと、とてもいい効果が現われます。

■ 後頭骨と第1頸椎の境目

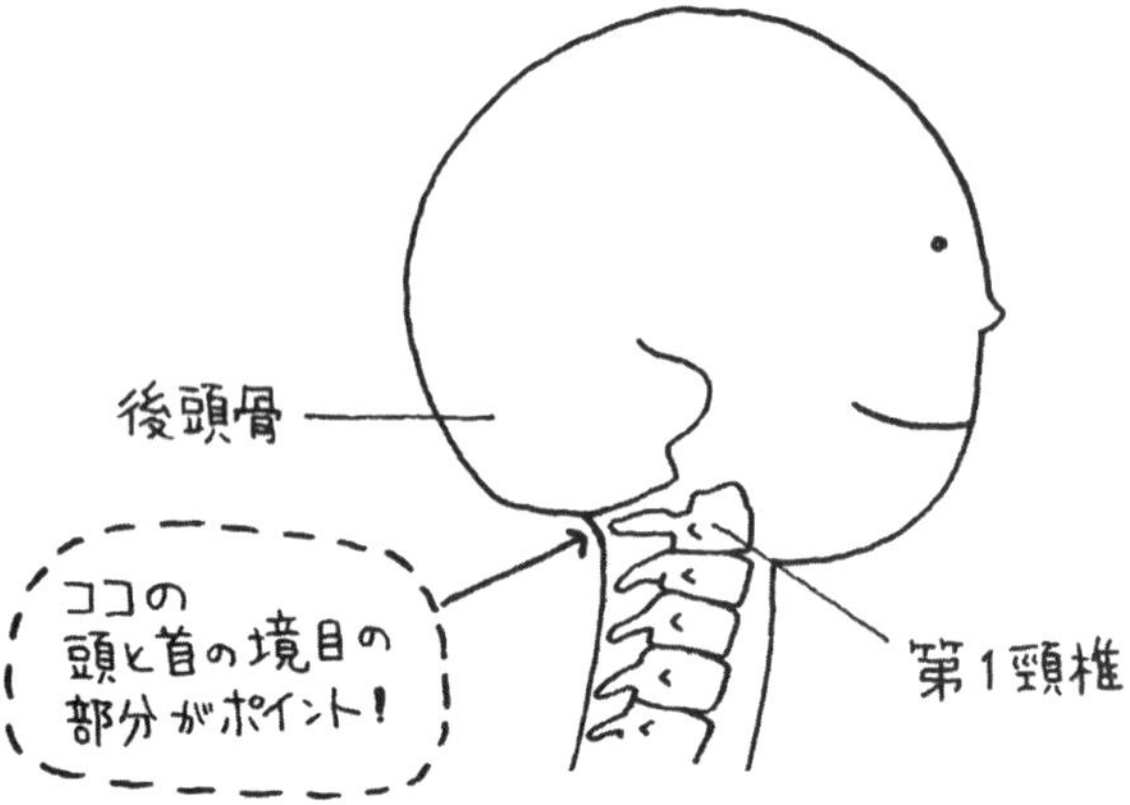

また、この部分への治療が威力を発揮するのは、首や肩の不調に加えてさまざまな不定愁訴を訴えている場合です。首にトラブルが起こると、同時多発的に頭痛やめまい、吐き気、耳鳴り、イライラといった症状が起こることが少なくありません。それに、後で紹介しますが、バレリュー症候群といって、首を痛めた後、体のあちこちに不調が現われ、自律神経失調症のような症状が出ることもあるのです。そういった数多くの不定愁訴が現われるタイプの不調にも、この部分をゆるめることがたいへん有効です。

じつは、なぜ、この「頭と首の境目」をゆるめると、こうした好成績の治療ができるのか、そのメカニズムについては、よくわかっていません。ただ、この部分は脳と首の接点であり、大脳と体とをつなぐたくさんの神経や血管が集中しているところです。この重要な部分の隙間が狭くなると、自律神経系や血流などにさまざまな影響が出るのではないかと推測しています。神経や血管が圧迫されると、大脳から体の各器官への指令がうまく伝わらなくなってくる可能性もあります。それで、肩や首の不調とともにさまざまな不定愁訴が現われるのではないかと思うのです。

私の患者さんに、プロレスラーの三沢光晴さんがいらっしゃいました。三沢さんは、この後頭骨と第1頸椎の骨髄損傷を起こし、亡くなられました。つまりこの部位は、呼吸中枢などをつかさどる、もっとも大切なところなのです。

私は、この「頭と首の境目」の部分が、首や肩の状態を左右する非常に大きなカギなのではないかと思っています。

このカギが閉まってしまっているか、開いているかは、首・肩の健康に大きな違いが出てきます。カギを開けてちょっとゆるめてあげるだけで、それまで堰《せ》き止められていたいろいろな〝流れ〟が回復するような気がするのです。おそらく、ここをゆるめることで、脳から体へ向かう血液の流れや、脳脊髄液の流れ、神経伝達の流れなどが一斉に回復するのではないでしょうか。

当院には、首・肩のこりや痛みはもちろんのこと、先に挙げたようなさまざまな不定愁訴に悩まされ続けてきた方もたくさん来院されています。そういう大多数の患者さんが、「頭と首の境目」にレーザーを当てたり、関節包内矯正を行なったりすることによって実際に治っているのです。

ですから、いろいろな不定愁訴を伴う首こりや肩こりも、決してあきらめることはありません。「頭と首の境目」のポイントに狙《ねら》いを定め、脳と体の連絡をよくする治療を行なえば、すっきりと治すことが可能なのです。

「脳と体の連絡をよくすること」は自分でもできる

ところで、私は「後頭骨と第1頸椎の間」が狭くなってくるのには、やはりストレートネックが関係しているのではないかとにらんでいます。

頸椎が7個の骨で構成されていることは先にも述べましたが、ストレートネックでカーブが失われるのは、5番、6番、7番などの「下のほうの頸椎」です。ただ、これらの支障は、当然ながら「上のほうの頸椎」にも影響を及ぼしています。すなわち、頸椎の1番から4番はもちろんのこと、後頭骨にも影響しているはずです。

つまり、〝下〟が悪くなれば、〝上〟も悪くなる。おそらく、カーブが消失して頭の重みを支えきれなくなった「下のほうの頸椎」が、負担を「上のほうの頸椎」へ押し返すことで、「頭と首の境目」を狭くしてしまっているのではないでしょうか。

ですから、原因を突き詰めれば、やはり、前かがみやうつむきなどの生活習慣の問題に行き着くのだと思います。逆に言えば、日頃、そういった悪い姿勢を長く続けていれば、誰でも不定愁訴などの厄介なトラブルに見舞われる可能性があるということです。

だから、みなさんも気をつけなくてはいけません。

常日頃から姿勢に気をつけ、ストレートネックを防ぐとともに、「頭と首の境目」に対しても細心のケアを心がけておくべきでしょう。

え？　自分でケアすることなんかできるのか？

大丈夫です。できます。

Ｐａｒｔ４でくわしく説明しますが、テニスボールを使用した『簡易版・首の関節包内矯正』（124ページ参照）を行なうことによって、自分でもこの部分をケアすることができるのです。そして、こういう〝ちょっとした工夫〟をしているかいないかで、首や肩のトラブルにどれだけ悩まされるかが大きく変わってくると言っていいのです。

私は、「首の問題からさまざまな不定愁訴に悩まされている人」はもちろんのこと、「ひどい首や肩のこりに悩まされている人」「そんなにひどくはないけど、首や肩がこっている人」「今は健康だけど、仕事でうつむき作業が多い人」など、いろいろなレベルの方々に、このケアを行なうことをおすすめしています。

ぜひ、みなさんもお試しください。

これを習慣にすれば、〝脳と体の連絡〟がよくなって、首や肩の症状以外にも、さまざまな不調に対する予防効果が期待できます。

首という部分は、脳と体をつなぐ唯一の架け橋です。

ですから、その連絡橋の〝流れ〟を、滞らせたり狭くしてしまったりしたら、あちらこちらに不調が出るのは当たり前。連絡橋の〝流れ〟をいつもスムーズにしておくことは、とっても大切なことなのです。

つまり、「頭と首の境目」は、首や肩のみならず、全身の健康を握るカギ。

私は、この部分をケアすることは、「首・肩のケア」はもちろん、「脳のケア」や「体のケア」など、人間が生きていくうえでのすべての健康に通じているのではないかと考えています。

肩をすぼめがちな人は『第1肋椎関節』に注意しよう

では、「3点セット」の最後の治療ポイントに移りましょう。

3つめのポイントは「仙腸関節、第1肋椎関節の動きをよくすること」です。これらは首とは離れた場所にある関節ですが、いずれも首や肩の健康キープに欠かすことのできない重要スポットなのです。

まずは、『第1肋椎関節』のほうから説明しましょう。

次ページの図をごらんください。ちょうど鎖骨の下側に『第1肋骨』があります。この第1肋骨のつけ根、胸椎と接する部分が第1肋椎関節なのです。

ここは、首から胸部へと向かう血管や神経が密集している場所。しかし、狭い場所

■ 第1肋椎関節

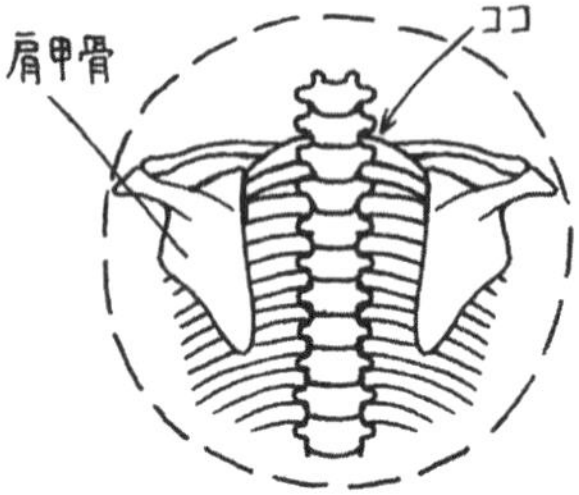

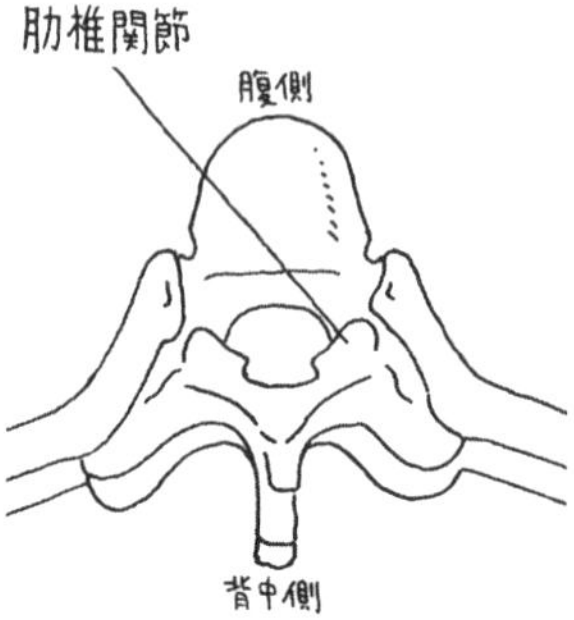

第1肋椎関節があるのは、鎖骨の下側、第1肋骨と胸椎との接合部分。近くには、首から胸や手へ向かう神経や血管が密集している。

にあまりにたくさんの血管や神経が通っているため、ここの関節が固まっていると、それらの血管や神経が圧迫されやすくなります。この圧迫によって肩こりや手のしびれが引き起こされやすいので す。後で説明しますが『胸郭出口症候群』にも、ここの関節の可動域が狭いことが関係しています。

ですから、関節包内矯正によってこの第1肋椎関節を動かして、血管や神経への圧迫をとると、それだけで肩こりや手のしびれがウソのようにきれいになくなるということが少なくありません。

ちなみに、日頃から肩をすぼめている人は、この第1肋椎関節部分が狭くなる傾向があります。また、パソコン作業が多い人には、前かがみで両腕を前に出し、肩をすぼめながら作業をしている人が多いので、この部分を狭くしてしまいがちです。

思い当たる人は、一度、関節包内矯正を受けてみることをおすすめします。一般的な肩こりならば、ここと仙腸関節の両方に関節包内矯正を施すことにより、たちどころに症状が解消することでしょう。

首と腰はつながって動いている

次は仙腸関節についてです。

先に述べたように、脊椎と骨盤とは非常に深い関係で結ばれています。仙腸関節を触りながら頭を動かすと、仙腸関節も動いているのがわかります。つまり、脊椎と、骨盤にある仙腸関節とがコンビを組んで、お互いに連動しながら、頭や体の重みを支えているのです。

このコンビは運命共同体のようなもの。

すなわち、仙腸関節に異常があれば頸椎や腰椎にも異常が出ますし、頸椎や腰椎に異常があれば、仙腸関節にも異常が生じます。ですから、首や肩の不調の原因に仙腸関節が関係しているケースはたいへん多いのです。また、仙腸関節の異常から、首痛と腰痛の両方に悩まされているという方もたくさんいらっしゃいます。

仙腸関節の機能異常を解消する決め手は、やはり関節包内矯正です。

仙腸関節への関節包内矯正は、仙骨の位置を調整することによって行ないます。この仙骨は、脊椎をいちばん下で支えている土台のようなものですから、仙腸関節を開いて、これを適確に動かすことにより、腰椎や頸椎の微妙なバランスの歪みを正すことができるのです。

言ってみれば、仙腸関節を動かすことによって、腰椎や頸椎を動かしているというわけです。仙腸関節に関節包内矯正を行なうと、ストレートネックの人も元のカーブのある状態に戻りやすくなりますし、頸椎症や頸椎椎間板ヘルニアなど、椎間板の症状も解消させることができます。

なお、仙腸関節に対するケアは自分でもできます。

先に述べた『簡易版・首の関節包内矯正』と同じように、テニスボールを使った『簡易版・腰の関節包内矯正』（126ページ参照）を行なうことでケアすることができるのです。これについてもPart4で紹介しますので、ぜひトライしてみてください。

とにかく、この仙腸関節は、首から遠く離れていても、首に与える影響はとてつもなく大きいのです。

私の元に来られる患者さんの例を挙げれば、腰痛を主訴にいらっしゃって、仙腸関節に関節包内矯正を施したところ、「長年の肩こりの悩みまですっきり解消した」と驚かれる方が大勢いらっしゃいます。

首と腰とはいつもつながって動いているのです。

どちらかのバランスの崩れは、必ずもう一方のバランスの崩れへとつながります。

みなさんも、首の問題は、腰の問題と常にセットにして考えるようにするといいでしょう。

ちゃんと治るのに、治さないのはソン

首や肩のトラブルを根本的に解決していくには、どこをどういうふうに治せばいい

のか。そのメカニズムにご納得いただけたでしょうか。

これまで紹介してきたような「3点セット」の治療を行なっていけば、首や肩の悩みはほとんど解消することが可能です。長年つき合わされてきたしつこいこりも、つらくて眠れないほどの痛みも、頭痛、吐き気、耳鳴り、手のしびれといった不定愁訴も、ちゃんと治すことができます。しっかりと生活習慣や姿勢を正していただければ、再発することもありません。

ですから、治さなければソンです。治そうと思えば治せることなのですから、何も手を打たずにがまんしたり引きずったりするのは、じつにソンなことなのです。

次章では、首・肩の疾患ごとに、細かい対策を紹介していきます。自分の悩まされているタイプがわかり、どうすればよいのかが具体的に見えてくるはず。そして、首や肩の悩みから解放されるまでの道筋が、よりはっきりと見えてくることでしょう。

Part

3

首・肩の症状はすっきりとれる！タイプ別・対策マニュアル

首と肩の悩み・チェックテスト

この章のはじめにチェックテストにトライしてみましょう。

これは、首と肩のトラブルがどんな疾患から来ているのかを知る目安となるテスト。

以下の項目のうち、自分の症状に当てはまるものの□にチェックをつけてください。

1

□首や肩が常にこっている

□前かがみの姿勢やうつむきの姿勢を長時間とっていることが多い

□枕が合わない感じがする

□〝気をつけ〟の姿勢で壁に背をつけて立っても、後頭部が壁につかない

ひとつ以上当てはまる ← 一般的な肩こり・首こりもしくは頸椎症

2	□上を向いて痛いほうの側に首を傾け、真上から頭を押すと肩や腕がしびれる	頸椎症、もしくは頸椎椎間板ヘルニア
3	□首を動かすと足がしびれ、手で『グーパー運動』を速く行なうことができない	頸髄症
4	□夜中、肩がジンジン痛む □30歳以上である □寝るとき、痛むほうの肩を下に横向きのポーズがとれない □両手で後ろ髪を触れない □背中に両手を回して帯を結ぶようなポーズがとれない	ふたつ以上当てはまる ← 五十肩
5	□朝、起きた後、首や肩、背中が痛く、動かしにくい	寝違え
6	□後頭部から首・肩に締めつけられるような痛みがある	緊張性頭痛

7	□ 交通事故などで強い衝撃を受けた後、首、肩、背中が痛い・重い	ムチウチ
8	□ なで肩体型で、首や肩のだるさや手のしびれがある □ 両手を顔の高さに上げ、両手の『グーパー運動』を行なうと、3分ほどで腕の痛みやしびれが強くなる	どちらか当てはまる → **胸郭出口症候群**
9	□ 手のひら側の手首のまんなかをたたくと、中指・人さし指にひびく □ 手の甲と手の甲をくっつけて下に向けると、中指や人さし指にひびく □ 焼けるような痛みや夜間痛があり、手を振ると軽くなる	ひとつ以上当てはまる → **手根管症候群**

10	□薬指、小指にしびれがあり、手を伸ばすとひじから先が外側に反る □ひじの外側や手首の小指側をたたくと、薬指や小指がしびれる □薬指、小指にしびれがあり、振動工具などを長期使用した経験がある	ひとつ以上当てはまる ← **肘部管症候群もしくは尺骨管症候群**
11	□首や肩にこりや痛みがあり、夜、寝つきが悪かったり、エアコンによる室内外の温度差が気になったりする	**自律神経失調症**
12	□肩や首のこり・痛みがひどく、何もする気が起きない。不安感が強く、集中力が維持できない	**うつ病**

【一般的な肩こり・首こり】

・デスクワークなどの仕事や運転の後、肩や首、背中がこったり張ったりする
・いつも肩や首が重い
・肩に何かがついているような感じがする
・肩や首のこりとともに、締めつけられるような頭痛がする

▼特徴と傾向

『一般的な肩こり・首こり』というのは、ここでは「純粋な筋肉疲労」が原因のこりや痛みという意味で用いています。筋肉疲労が原因ですから、時間が経《た》ったりマッサージや運動をしたりして疲れがとれさえすれば、元通りの状態に回復するのです。

しかし、いったんは回復しても、すぐまた、こりや痛みが現われてきて、ほとんど慢性的に肩こりや首こりを感じているという方は少なくありません。

そういう方のこりや痛みは、単なる『筋肉疲労』だけではないと思います。おそらく、『ストレートネック』であったり、『仙腸関節』に機能異常があったりというように、すでに頸椎や関節などに何らかの不具合が生じているはずです。また、自分では

「単なる肩こり」と思っていても、頸椎症になりかけているような人もかなり多いと思います。

私は、肩こり・首こりに悩まされている人のうち、「純粋な筋肉疲労」だけの人は、おそらく1割程度ではないかと思っています。つまり、他のほとんどの人は何らかの「筋肉以外の原因」を持っている『頸椎症予備軍』だと考えていいでしょう。

また、たとえ筋肉疲労による『一般的な肩こり・首こり』だったとしても、筋肉を緊張させ続ける作業が長時間に及ぶと、緊張性頭痛（１０１ページ）や吐き気などが現われてくることがあります。

肩こり・首こりを甘く見ずに、症状が軽いうちに根本的な対策をとるようにしてください。

▼対策のポイント

筋肉疲労が原因の『一般的な肩こり・首こり』であれば、肩や首を動かしたり、マッサージをしたりすればよくなります。それでも治らない場合は、筋肉疲労だけが問題ではないということ。ストレートネックの方は、１２０ページのあごを引く姿勢を徹底して改善に努めてください。また、124ページで紹介する『簡易版・首の関節包内矯正』を試してみてください。仙腸関節に原因があることも多いので『簡易版・腰の関節包内矯正』も行なうといいでしょう。さらに、私の元に関節包内矯正を受けにきていただければ、1〜3回の治療で問題点を矯正することができるはずです。

なお、なにより大切なのは、前かがみやうつむきになる時間を減らすこと。デスクワークや運転の際は、1時間に1回は休憩を入れ、体を動かしたりストレッチをしたりするようにしましょう。それと、高い枕をしている方は、枕を低いものに替えるか、枕なしで寝てみることをおすすめします。雑誌などで、これはと思う商品の紹介や推薦をさせていただくことも多い私ですが、枕だけは推薦人になったことがありません。首や肩にトラブルのある方は、枕の使用をやめるだけで症状が改善されることが多いのです。ただし、横向きに寝るときは、枕があったほうがいいでしょう。

【頸椎症】

・首や肩がいつも鉄板のように固く、ひどくこったり痛んだりする
・デスクワークなど前かがみの姿勢を長くしていると、首や肩のこりとともに、頭

痛や吐き気、耳鳴りなどの症状が出る
・マッサージをしても、首や肩の症状が一向によくならない
・首や肩がこったり痛んだりするとともに、手や腕がピリピリとしびれる

▼特徴と傾向

頸椎症は、前項で紹介した肩こりや首こりの症状が、いっそうひどくなってしまった状態ととっていただいて差し支えありません。次に紹介する頸椎椎間板ヘルニアと合わせて『頸肩腕症候群』などと呼ばれることもあります。要するに、肩こり・首こりの症状が悪化してしまい、頸椎に何らかの問題が生じている状態だと考えていいでしょう。

頸椎症を起こしている人は、大多数がストレートネックです。長時間のパソコン作業など、前かがみやうつむきの姿勢を続けているうちに、頸椎のカーブが失われてしまったわけです。

すると、頭の重みをはじめ、頸椎に大きな負担がかかることになります。そして、次第に頸椎の椎間板が疲弊して、弾力を失い、つぶれたり変性を起こしたりします。

それが神経や筋肉を圧迫して、ひどいこりや痛みを呼んでいるのです。また、頸椎症では、レントゲンやＭＲＩではわからないほどの小さなヘルニアがあることも少なくありません。椎間板がつぶれた結果、髄核が外へはみ出してしまうのです。そういったヘルニアが神経根に触れると、手や腕がしびれるなどの症状も出てきます。

ちなみに、手や腕のしびれや異常感覚が、こうした頸椎の問題からきているのかどうかは、簡単なテストによって自分でチェックすることができます。

左図のように、顔を上げて、しびれなどの症状がある側へ頭を傾けてみてください。それによって、手や腕のしびれが強くなるようなら、それは頸椎の異常からくる症状と見て間違いありません。これは、『スパーリングテスト』と呼ばれる方法で、頭を傾ける際に、誰かに頭を上から押さえつけてもらいながら行なうと、より正確にテストをすることができます。

なお、このテストでは、手や腕のどこがしびれるかによって、頸椎のどこに異常が出ているかもわかります。

たとえば、上を向いて頭を右に傾けたときに、右の二の腕の上側がしびれるようなら、「頸椎の４番」の下の神経が圧迫されている証拠です。また、手の親指や人さし

■ 頸椎症による腕のしびれチェックテスト（スパーリングテスト）

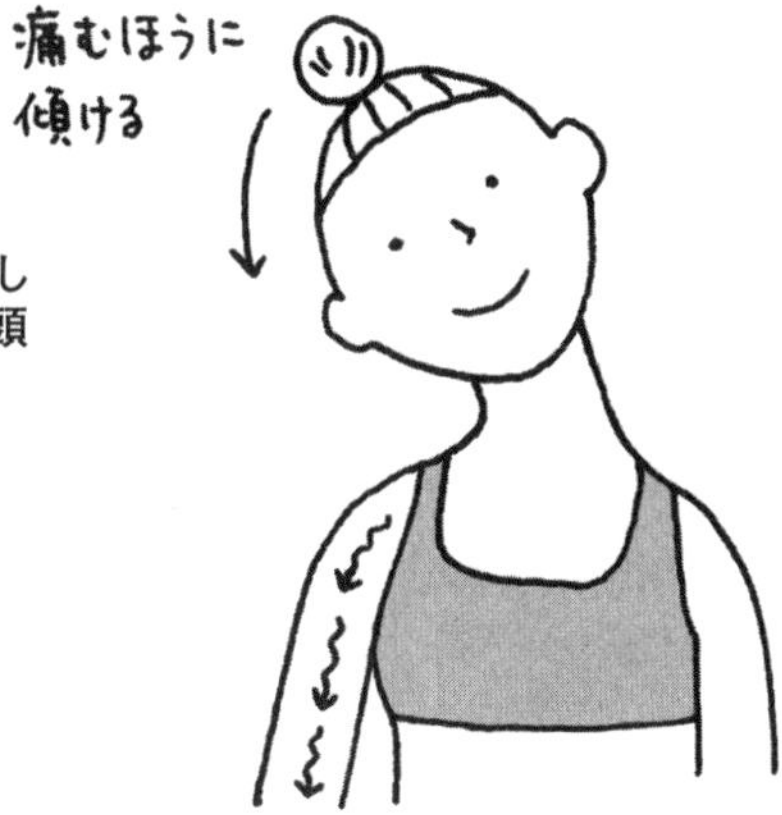
痛むほうに
傾ける

1

頭を後ろに反らし、腕のしびれや痛みがある側に頭を傾けます。

2

腕や手のどの部分に症状が出るかで、頸椎のどこに異常があるかわかります。

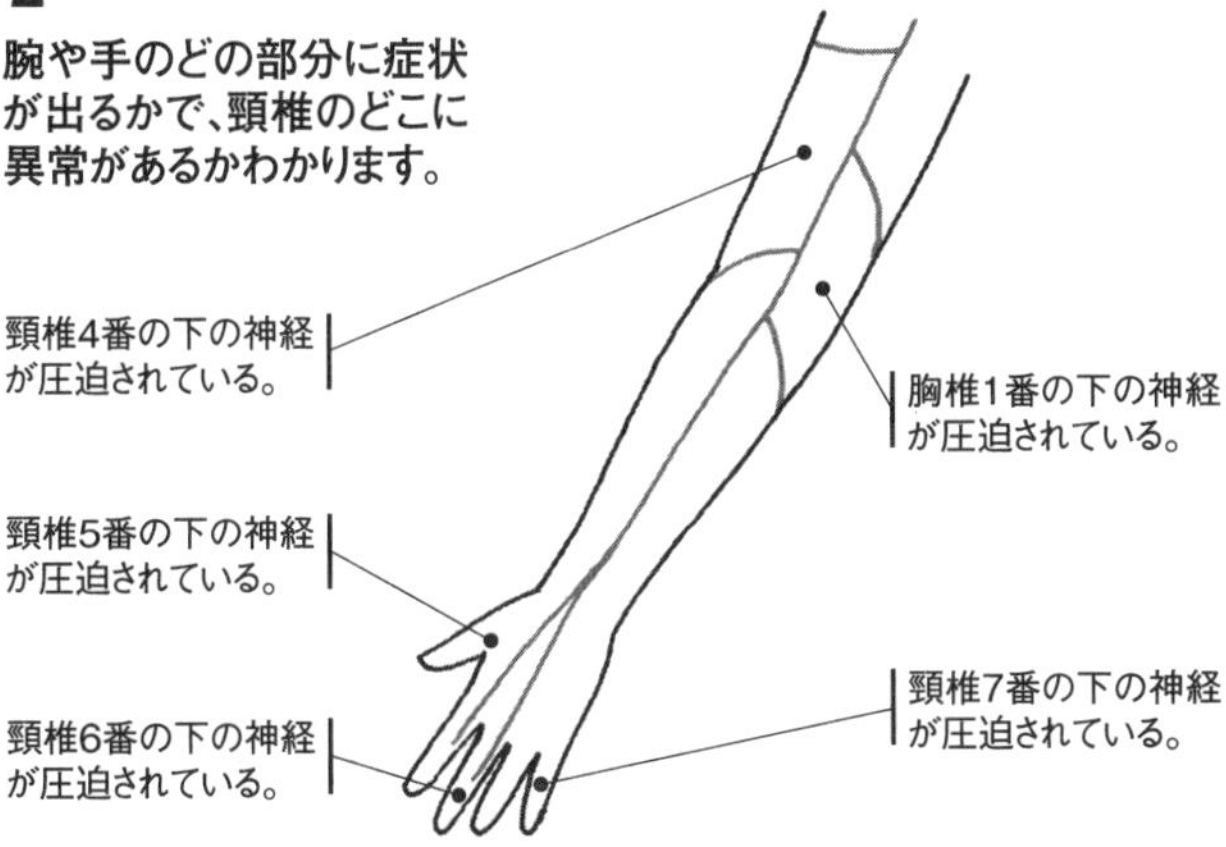
頸椎4番の下の神経が圧迫されている。
胸椎1番の下の神経が圧迫されている。
頸椎5番の下の神経が圧迫されている。
頸椎7番の下の神経が圧迫されている。
頸椎6番の下の神経が圧迫されている。

指がしびれるなら「頸椎の5番」、中指がしびれるなら「頸椎の6番」の下の神経に異常がある可能性があります。頸椎を出た神経はみんなそれぞれ腕から手先のほうへと向かっていますから、しびれが出た場所によって、どこの頸椎に問題が起きているかを探り当てることができるわけです。

また、肩甲骨の内側がこっていることで、腕にしびれが出る方もいらっしゃいます。肩甲骨の内側には菱形筋という筋肉があり、筋肉痛もありえますが、ほとんどの場合は頸椎の知覚神経異常であることが多いのです。

▼対策のポイント

頸椎のバランスというものは、生活習慣をはじめ、ほんのちょっとしたことで変わるものです。つまり、ほんのちょっとしたきっかけで悪くしてしまうこともあれば、ほんのちょっとした工夫をすることで治すこともできるわけです。

ですから、回復への〝きっかけ〟は自分でつくることができるのです。どうすればいいのかは、『一般的な肩こり・首こり』の項で述べた対策と基本的に一緒です。ストレートネックを治す習慣をつけたり、自分で首や腰の『簡易版・関節包内矯正』を行なってみたり、枕を替える、もしくは使用しないようにする……。そういう頸椎へ働きかける行動を起こせば、着実に頸椎のバランスは変わっていくはずです。

そういう改善努力をしても、こりや痛み、しびれなどの不調がとれないという方は、一度、関節包内矯正を受けてみることをおすすめします。手や腕のしびれを伴う頸椎症なら、早くて1回、平均でも5回程度の治療で症状を解消させることができるでしょう。

なお、頸椎症には、骨盤の仙腸関節の状態が大きく影響しています。仙腸関節の動きが悪くなっている人は、首や肩以外にも、腰も痛いという方がほとんど。そういう方は首と腰を〝セット〟で治療していくようにしてください。また、「腰のほうはまだ大丈夫」という人も、腰も一緒に気にしながら治していくようにするといいでしょう。

【頸椎椎間板ヘルニア】

・咳やくしゃみをすると、首から片側の肩、腕へかけて電流のような痛みが走る
・ぐっと息をこらえて、腹圧を高めると痛みやしびれがひどくなる
・首を後ろに反らすと激しく痛むが、元に戻すと痛みが軽減する
・日常生活に支障が出るほど、片側の手や腕がひどくしびれる
・手や腕にしびれや麻痺などの感覚異常があり、思い通りに動かすことができない
・手のひらの筋肉がやせてきた

▼特徴と傾向

ヘルニアというと、『腰椎椎間板ヘルニア』が有名ですが、こちらは『頸椎椎間板ヘルニア』。すなわち、〝首のヘルニア〟です。

ヘルニアとは、そもそも本来の場所から組織や中身がはみ出すことを指します。頸椎椎間板ヘルニアの場合、左図のように、椎間板の線維輪内に収まっているはずの髄核が圧迫により飛び出してしまいます。それが神経根に触れるために、首や肩、手や腕などに痛みやしびれが現われるわけです。この頸椎椎間板ヘルニアは、先に述べた

■ 頸椎椎間板ヘルニア

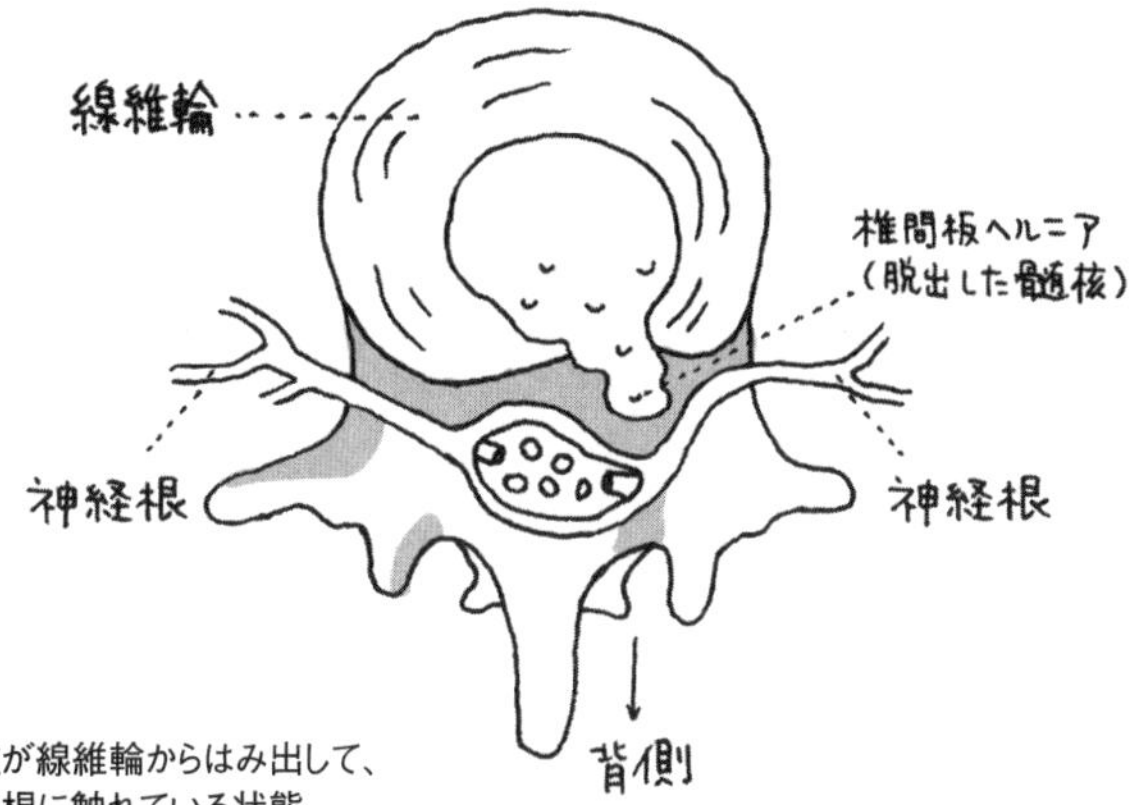

髄核が線維輪からはみ出して、
神経根に触れている状態。

『頸椎症』がいっそう悪化してしまったものと捉《とら》えていいでしょう。

つまり、慢性的にひどい首や肩のこりに悩んでいるような人なら、誰でもこの“首のヘルニア”に移行する可能性があるというわけです。

ただ、首にヘルニアを持っていても、症状が出ない人もいます。また、ヘルニアが大きいから症状が強く出るとは限らず、大きなヘルニアでも症状が軽い場合もあれば、画像には映らないような小さなヘルニアが強い痛みを引き起こしている場合もあります。痛みやしびれが出るかどうかは、そのヘルニアが神経根に触れているかどうかが問題なのです。

ですから、なかには、首を後ろに反らせると痛みが走るが、首の位置を元に戻すと痛みが引くというような場合もあります。そういうときは、首を反らせるたびに、ヘルニアが神経に触れているわけです。

いずれにしても、何もしないままヘルニアによる症状を放置していると、状態がどんどん悪化していってしまいます。そうならないうちに、早めに適切な治療をすることが必要です。

▼対策のポイント

整形外科で頸椎椎間板ヘルニアが発見され、そこで引き続き治療を行なうという場合、けん引療法や温熱療法などを組み合わせていく方法がとられるのが一般的です。痛みがひどい場合は、神経ブロック注射を行なうこともあります。

さらに、痛みやしびれが日常生活に大きな支障を及ぼしている場合は、ヘルニアを切除する外科的手術をすすめられることもあります。これは、神経や血管が込み入った首を切開して進める、たいへんリスキーな手術です。

しかし、私はたいていの場合、頸椎椎間板ヘルニアでは手術をする必要はないと考えています。なぜなら、関節包内矯正を受ければ、早くて1回、多い方でも10回程度の治療で治すことができるからです。

これは腰椎の場合も言えることなのですが、ヘルニアには椎骨にかかる荷重バランスさえ正常になれば〝自然に引っ込む〟という性質があります。ですから、関節包内矯正を行なって、ストレートネックを治し、第1肋椎関節や仙腸関節などの動きをよくすれば、頸椎にかかる重心バランスが変わり、圧力から解き放たれたヘルニアがまるで〝元の鞘《さや》におさまる〟ように引っ込んでいくのです。

また、軽症であれば、自己努力で改善させることも可能です。先に述べた「ストレートネックを矯正する生活習慣」や『簡易版・関節包内矯正』を行なってバランスの歪みを正せば、頸椎のその部分にかかる圧力がなくなって、ヘルニアが自然に解消されていく可能性も十分にあるわけです。

このように、手術を受けなくとも、治せる選択肢はいろいろあるわけです。たとえ医師から〝手術〟をすすめられたとしても、それを受けるのは、これらの選択肢を試してみてからにしても遅くはないでしょう。

【頸髄症】

・首を触ると、足にピリピリーッとしびれが走る
・頸椎椎間板ヘルニアの症状が進み、手や腕だけでなく、足にまでしびれや痛みを感じるようになった
・手を開いたり閉じたりする『グーパー運動』を速く行なうことができない（通常であれば、10秒間で20回ほどはできる）
・しびれや痛みがひどく、日常の歩行や排尿にまで支障をきたす

▼特徴と傾向

頸髄症とは、頸椎椎間板ヘルニアの症状が進行し、手や腕だけでなく、足にまでしびれや痛みが起こるようになってしまった状態のことです。この状態に進んでしまうと、『グーパー運動』を速くできなくなるなど、運動の反応が鈍くなる特徴が見られます。また、重症になると、しびれや痛み、麻痺《まひ》がひどくなり、歩行や排尿といった日常レベルの行動が困難になってしまうこともあります。

言わば、頸髄症は、肩こり・首こりから発展して悪化していく病気の最終段階なの

です。ただし、ここまで悪化する人はまれ。首・肩の全疾患のうち、1パーセントに満たないと言っていいでしょう。

▼対策のポイント

残念ながら、頸髄症にまで症状が進んでしまうと、もう手術をするしか治療手段がありません。ただ、手足のしびれは脳梗塞《のうこうそく》や糖尿病などでも起こります。原因が首にあるかどうかをしっかり確認するため、事前に必ずMRIとCTを撮るようにしましょう。

【五十肩（四十肩）】

・肩が痛くて、腕を上げられない
・頭の後ろで両手を組むことができない（髪を整えられない）
・上着の袖に腕を通すことができない。また、背中のファスナーを開閉したり、ブラジャーをつけたり、腰の後ろで帯を結んだりする動作ができない
・安静にしているときや、夜間、寝ているときも痛む
・痛むほうの肩を下にして横向きに寝ると痛い

・体温が下がる明け方や寒いときに痛みがひどくなり、入浴後など、体が温まると痛みが軽減する

▼特徴と傾向

五十肩（四十肩）の正式名は『肩関節周囲炎』といい、英語では「フローズン・ショルダー（凍りつく肩）」と呼ばれています。その俗称が示すように、40代後半から60代の中高年に多い病気です。寿命が短かった時代には、死の直前の病気と言われていましたが、現在は、人生のUターン地点に出る症状と言われています。90代でこの症状が出て、「若返った」と喜ぶ方もいらっしゃいました。

原因はまだよくわかっていませんが、肩関節の滑液包や腱板などの組織に炎症や癒《ゆ》着《ちゃく》が生じ、肩に運動障害を起こすものと考えられています。利き手かどうかは関係なく、日頃からあまり姿勢がよくない方、肩が前へ出てしまっている方に多く見られます。肩が前に出ることにより、肩の後ろの肩甲骨まわりの筋肉がつっ張った状態になり、症状が出るようです。

痛みはかなりの激痛で、腕を切り落としたいと言う方もいらっしゃるほどです。腕

が上がらなくなったり、腕を後ろに回せなくなったりするため、冒頭に例示したように、衣服の着脱などの日常のちょっとした動作ができなくて困ることもしばしばです。

また、どれくらい症状が続くかは人によってさまざまです。短ければ2日で治る人もいますし、長いときには数年間悩まされ続ける人もいます。もっとも目立つのは、3か月から1年半ほど悩まされるパターン。多くの場合、時間の経過とともに自然に症状が軽くなっていきますが、なかには「あれっ、痛くない」というくらい、ある日あっさりと症状がとれることもあります。

ただ、再発するケースも多く、何回も繰り返しているうちに、肩の動く範囲がだんだん狭まっていってしまうような場合もあるのです。

ですから、五十肩に見舞われてしまったなら、受け身の姿勢で自然治癒を待つのではなく、積極的に〝攻めの姿勢〟で治療していくことをおすすめいたします。

▼対策のポイント

五十肩の治療は、急性期と慢性期とで違ってきます。

五十肩は、ある日突然、急な肩の激しい痛みで発症することがほとんどです。急性期は、発症期と同じくらいの激痛が続く数日間の時期。この時期には安静を保つことが必要になります。湿布は、患部の炎症を抑えるため、冷湿布をするといいでしょう。

夜中に肩がジンジンしなくなってきたら慢性期です。この時期になったら、肩や体を常に温めるよう心がけましょう。お風呂で十分に温まり、全身の血行をよくするようにしてください。さらに、無理をしない範囲で積極的に腕を動かすことが必要です。ただ、動かすことが大切とはいっても、たいていの人は痛くて体操などできるものではありません。

そこで、おすすめしたいのが肩の関節包内矯正です。

五十肩は、肩関節の関節包の動きが阻害されるトラブルなので、この治療法がたいへん有効です。慢性期になったら、様子を見たり痛みをがまんしたりせずに、ぜひ治療を受けてみてください。治療にかかる時間は程度によりまちまちですが、まったく腕を動かせないようなケースでも、３～５か月で回復させることができるでしょう。

【胸郭出口症候群】

・肩や首にこりやだるさがあり、手や腕がしびれる。しかも、片側だけでなく、両手ともしびれることがある
・腕を長い時間上げていられない。上げていると、すぐにだるくなってしまう
・手や腕がしびれ、手先が異常に冷える
・痛みやしびれがあるほうの肩を誰かにぐっと押さえられると、押さえられている間、痛みが増す
・20代、30代の女性で、なで肩体型をしている

▼特徴と傾向

肩や首のこりとともに、腕や手がしびれる——。この症状は頸椎症や頸椎椎間板ヘルニアで見られることが多いのですが、胸郭出口症候群でも起こります。

胸郭出口症候群は、20代、30代の女性に多い疾患で、とくになで肩の人に目立ちます。鎖骨と第1肋骨の間には、首から腕や胸方面へ向かうたくさんの血管や神経が通っています。その部分が狭くなり、血管や神経が圧迫されることにより、しびれや

■ 胸郭出口症候群のチェックテスト

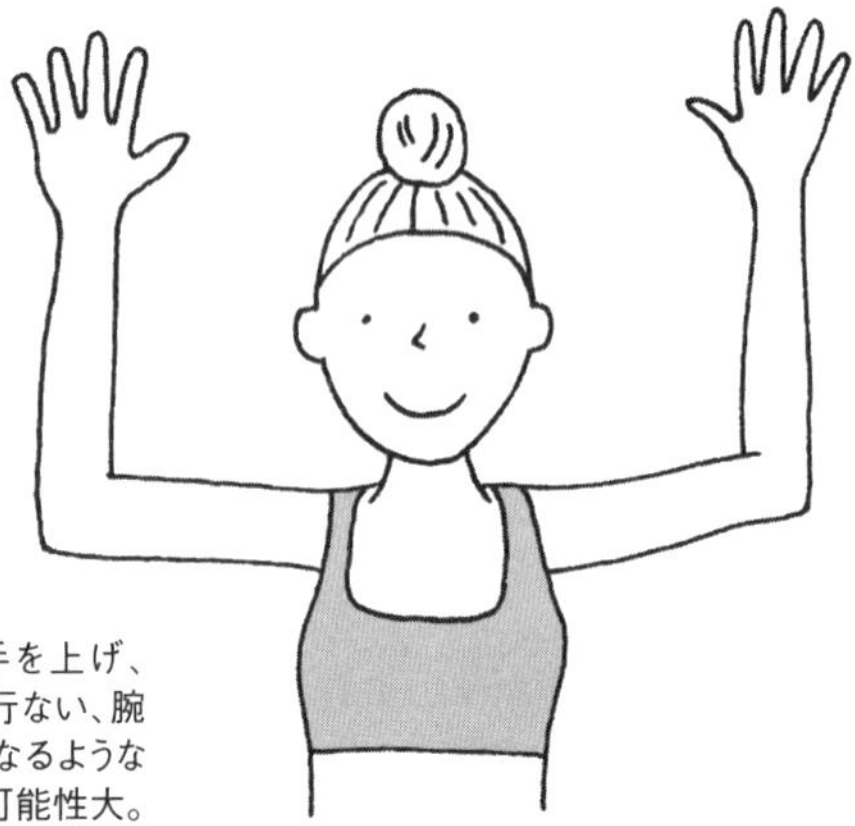

座って図のように両手を上げ、グーパー運動を3分間行ない、腕のしびれや痛みが強くなるようなら、胸郭出口症候群の可能性大。

痛みなどが引き起こされるのです。その名の通り、『胸郭出口』の部分が狭くなってしまっているわけです。

胸郭出口症候群かどうかは、自分でもある程度判断がつきます。

たとえば、上図のように、両手を顔の高さに上げ、手を開いたり閉じたりする『グーパー運動』を行なうと、3分もせずに腕の痛みやしびれが強くなってきます。それだけ、腕や手の血行が悪くなっているからです。また、誰かに痛みやしびれがあるほうの肩を後ろからぐっと押さえられると、押さえられている間、痛みやしびれが増します。〝出口〟が圧迫されているためです。

また、胸郭出口症候群の場合、片側の肩や腕だけでなく、しばしば、両腕にしびれが起こります。頸椎症やヘルニアの場合、しびれが出るのはたいてい片側の腕なので、両方ともしびれる場合は、胸郭出口症候群である可能性が高くなります。

▼対策のポイント

胸郭出口症候群を治療するには、狭くなっている神経や血管の〝出口〟を広げることができればいいわけです。

そのためには関節包内矯正が有効。なかでも、第1肋椎関節を広げる関節包内矯正が功を奏します。長い間、肩や腕のだるさやしびれに悩まされてきたという人も、早くて1回、長い方でも10回程度の治療で治るはずです。

このほか、痛みを緩和するために、胸郭出口の部分に医療レーザーを当てたり、肩や腕を温める温熱療法がとられたりすることもあります。また、ふだんから肩をすぼめがちな人は、意識的に姿勢を正し、肩の位置を少し高めにキープするように心がけてみてください。それだけでもだいぶ違ってくるはずです。

【寝違え】

・朝、起きると、首が痛くて回らない
・ソファなどで長時間テレビを観ていたり、そのまま眠ってしまったりした後、首が痛くなった
・枕をいつもより高くして寝たら、首や肩が痛くなった

▼特徴と傾向

寝違えは、長時間首を不自然な格好で曲げていたために起こる症状です。

たとえば、高い枕から頭が半分ずり落ちて、首が曲がったような状態でずっと寝ていたとします。すると、肩甲挙筋や僧帽筋など、首から肩にかけての筋肉が必要以上に伸ばされた状態が続きます。筋肉には伸びたら元の状態に戻ろうとする性質がありますが、戻りたくても戻れないという異常な状態が続いているのです。それによって引っ張られたままの筋肉の付着部が炎症を起こしてしまい、痛みにつながるわけです。

これが寝違えのメカニズム。寝違えは、高い枕をして寝ている人や、ソファなどで寝てしまった人が起こしやすいもの。後でも述べますが、首の健康にとっては、枕は

低いものにするか、枕なしで寝るほうが賢明です。「横になったとき、頭が高いほうがラクに感じる」という人は多いのですが、長時間にわたって高い位置に据えられると、首の筋肉が引き伸ばされっぱなしになるリスクがより高まってしまいます。寝違えを起こしやすいという人は、まず枕を見直してみましょう。

▼対策のポイント

単なる寝違えであれば、放置していても1〜3週間で痛みが消えます。痛めた直後は、患部を冷湿布で冷やし、何日かして少し痛みが引いてきたら、動けるところまで首を動かすようにしていくといいでしょう。

【緊張性頭痛】

・長時間にわたりパソコンと向かい合っていると、首や肩のこりとともにキリキリと締めつけられるような頭痛がしてくる
・首や肩がこると、いつも決まって頭が重く感じるようになる
・首こり、肩こり、頭痛だけでなく、吐き気、耳鳴り、目の疲れ、イライラなどの

不調が現われるときもある

▼特徴と傾向

「頭をキリキリと締めつけられるような痛み」「重石《おもし》でも載せられているかのような頭重感」「後頭部から首、肩にかけての張るような痛み」——。デスクワーク中にそんな頭痛に悩まされているとしたら、それは首の筋肉のこりからきている症状です。

長時間にわたり、前かがみやうつむきの姿勢を続けていたことによって、首の筋肉が緊張しっぱなしになり、その筋肉疲労が後頭部の筋肉にまで伝わって〝締めつけられるような頭痛〟を引き起こしているのです。このタイプの頭痛は『緊張性頭痛』と呼ばれています。

そもそも慢性の頭痛は大きく3つのタイプに分かれます。いちばん多いのがこの『緊張性頭痛』で潜在患者数は3000万人とも言われています。次に多いのが『片頭痛』で840万人。これは血管の拍動とともにズキズキと痛む、女性に多く見られる頭痛です。もうひとつの『群発頭痛』はかなり少数です。慢性の頭痛以外では、クモ膜下出血や脳梗塞、脳腫瘍《のうしゅよう》など、重大な疾患の前兆として頭痛が現われることもあります。

ともあれ、もっとも悩まされている人の多い緊張性頭痛は、『首』が原因で起こるのです。このことをよく覚えておいてください。

そして、いつもこのタイプの頭痛に悩まされているという人は、仕事などへの取り組み方を根本的に見直すようにしたほうがいいでしょう。首の筋肉疲労をもたらすいちばんの原因は長時間の前かがみ・うつむき姿勢なのですから、それを改善しないことにははじまりません。パソコン作業を減らす、休憩をこまめにとる、ストレッチを習慣にするなど、少しでも首を疲れさせないような手立てをとってください。

▼対策のポイント

緊張性頭痛を治すには、まずは前かがみ・うつむきの生活習慣を改善しなくてはなりません。ただ、早くこの悩みから解放されたいという方には、首の関節包内矯正がたいへん有効です。後頭骨と第1頸椎との間をゆるめ、後頭部から首にかけての筋肉や神経の緊張をとるのです。なお、これは124ページで紹介するテニスボールを使った『簡易版・首の関節包内矯正』により、自分でも実践することができます。

【ムチウチ】

・自動車で事故を起こした後、首の痛みや違和感に悩まされる
・スノーボードやスキー、ラグビーなど、スポーツで転倒したり衝撃を受けたりした際に首を痛め、それ以来痛みやしびれがとれない
・事故からもう何週間も経っているのに、首を中心とした痛みやトラブルに見舞われるようになった
・首の痛みや違和感はもちろん、頭痛、めまい、耳鳴り、吐き気、倦怠感、イライラなど、数々の不定愁訴に悩まされている

▼特徴と傾向

ムチウチは、たいへん怖い疾患です。

医学的には『頸椎ねんざ』とも呼ばれます。車の追突事故などでは、追突の強い衝撃により首がガクンと後ろへしなり、その首が一瞬のうちに反動で前へ押し戻されます。この急激な〝しなり〟により、頸椎が『ねんざ』を起こした状態がムチウチです。この『ねんざ』により、首の筋肉組織が損傷し、ときには、頸椎の椎間関節や椎

間板、靭帯《じんたい》などにまで損傷が及びます。これによって「首が痛い」「首を動かしづらい」「後頭部や肩、腕も痛い」「頭痛や吐き気などの症状がとれない」といったトラブルが引き起こされるわけです。

ムチウチの症状は、事故後すぐに現われることもあれば、数時間～1日後に現われることもあります。なかには、事故後3週間も経ってから症状が現われるようなケースもあります。

通常であれば、ムチウチの症状は3週間ほどで回復します。ただ、ムチウチの怖いところは、事故後、首の痛みが治まってからも、頭痛や吐き気、耳鳴り、倦怠感などがとれないことがある点です。ときには、次項で紹介する『バレリュー症候群』のように、何か月にもわたって自律神経失調症状に悩まされるような場合もあります。

先に述べたように、首という部位は、脳と体をつなぐ重要な場所。数えきれないほどの神経や血管が集結しています。ですから、事故の衝撃で発生したトラブルは、どんな小さなトラブルであろうとも、後あとまで尾を引く大問題へと発展しかねないと心得てください。だから、細心の注意を払ってしかるべきなのです。

とくに事故を起こした直後は、問題をうやむやにせず、きちんと処理することが大切。たとえそのときに痛みがなくとも、必ず病院へ行き、医師の診察を受けるようにしましょう。

▼対策のポイント

ムチウチを起こした後は、整形外科の治療ではカラーで首を固定して、けん引治療や薬物療法（湿布、内服薬、塗り薬など）、温熱療法などを行なうのが一般的です。ただし、けん引治療は、効果が現われるケースと、かえって悪化してしまうケースとに分かれます。カラーも、急性期の痛みが治まったならば、着装せずに、少しずつ首を動かしていくほうがいいでしょう。

関節包内矯正はたいへん有効です。ムチウチの場合、事故の衝撃によって、頸椎のバランスが崩れたり、仙腸関節の動きが悪くなったりといった問題が一気に発生することが少なくありません。そういった関節や骨のバランスを正すことにより、痛みなどのトラブルを解消させることができるのです。

【バレリュー症候群】

・首のこりや痛みがあり、頭痛、吐き気、疲れ目、めまい、耳鳴り、不眠、動悸といった数々の不定愁訴に悩まされている
・事故などでムチウチを患った後、3か月以上経っても首の痛みや数々の不調が治らない。あるいは、事故から1～3か月も経った頃になって、数々の不定愁訴が現われるようになった
・さまざまな症状に悩まされているが、とくに後頭部や首のこりや痛みがひどい
・長い間、首からくるいろいろな症状に悩まされ続けたあげく、精神的に落ち込むようになり、うつ症状が現われるようになってしまった

▼特徴と傾向

バレリュー症候群とは、首のトラブルが原因で、自律神経障害を伴うさまざまな不定愁訴が現われる状態を言います。まずは、バレリュー症候群で現われる可能性のある症状をざっと挙げてみることにしましょう。

首・肩の痛みやこり、後頭部の痛み、頭痛、めまい、ふらつき、首や腕のしびれ、

吐き気、耳鳴り、目の疲れ、視力低下、顔のほてり、異常発汗、動悸、息切れ、腰痛、冷え、食欲不振、便秘、下痢、不眠、倦怠感、疲労感、イライラ、意欲低下、気分の落ち込み……。

こういった不定愁訴のうち複数の症状が同時多発的に現われて、心身のあちこちが不調だらけになってしまうのです。

なかでもとくに目立つのは、首のこりや痛み、後頭部の痛み、それと、頭痛やめまい、吐き気、目や耳の異常など、上半身の症状です。また、こういった不定愁訴が長く続いたために、精神的に落ち込んでしまい、うつ病になってしまうケースもあります。

なお、このバレリュー症候群、事故などでムチウチを患った後にもよく発生します。ムチウチと同時に不定愁訴症状が出ることもあれば、事故後、2〜4週間後といったように、ある程度時間を置いてから症状が出ることもあります。また、事故後1〜3か月以上経ってから症状が現われることもめずらしくありません。ですから、ムチウチを患った後に、しばしば何かしらの不調に見舞われるようなときは、この病気を疑ってみるといいでしょう。

ただし、怖いのはムチウチを患った後だけではありません。バレリュー症候群は、頸椎症や頸椎椎間板ヘルニア、胸郭出口症候群などでもなることがあります。頸部に損傷やトラブルがあれば、この病気に発展する可能性が十分にあるのです。ある意味、首に不安やトラブルを抱えている人であれば、誰でも注意しなくてはならないものだと言えるでしょう。

原因はまだよくわかっていませんが、頸部において自律神経機能が障害されたことにより、さまざまな不定愁訴が起こるとされています。

自律神経とは、全身に網の目のように張り巡らされている神経で、一種の生命活動維持システムです。自律神経は、日夜、休みなく働いています。気温に合わせて発汗や体温をコントロールしたり、脈拍や血圧、呼吸を調整したり、また、さまざまな内臓器官を動かしているのも自律神経の仕事です。自律神経がこうした仕事を続けているからこそ、私たちは別に意識せずとも、毎日支障をきたすことなく活動をすることができているのです。

しかし、このコントロールシステムのバランスが乱れ、制御機能にトラブルが生じたら、どうなることでしょう。きっと、体じゅうに一気にトラブルが現われてくるに相違ありません。バレリュー症候群は、そういうふうに自律神経システムが失調してしまった状態だと言っていいでしょう。

▼対策のポイント

首のどういうトラブルによって自律神経機能が損なわれるのか、そのメカニズムについては、はっきりわかっていません。ただ、私はその根底に、「後頭骨と第1頸椎の境目」が狭くなっていることが関係しているのではないかと見ています。なぜなら、この部分に関節包内矯正を施し、隙間を広げてあげると、バレリュー症候群の数々の症状が改善するケースがたいへん多いのです。

先にも紹介したように、この「頭と首の境目」をゆるめる関節包内矯正は、〝不定愁訴を伴う首のこりや痛み〟にたいへん有効で、当院の患者さんにもこの治療によってバレリュー症候群を脱出できたという方がたくさんいらっしゃいます。なかには精神症状が強く出ている患者さんもいらっしゃって、100パーセントというわけではないのですが、それでも7割方の患者さんは治っているのです。

なお、私は「頭と首の境目」が狭くなってしまうのには、ストレートネックが大きく影響しているのではないかとも考えています。先にも説明したように、頸椎の５番、６番、７番のカーブが失われてしまうと、６キロほどもある頭の重さがまともにかかってきます。その過重負担は、後頭骨や頸椎の上のほうにも大きくのしかかっているはずです。そういう負担から、「頭と首の境目」が狭くなってしまい、それが何らかのかたちで自律神経を圧迫しているのではないでしょうか。

ですから、ストレートネックを指摘されている方や、日頃から前かがみ・うつむきの姿勢が多い方はよほど注意しなくてはなりません。〝全身不調だらけ〟になってしまう落とし穴は、日常の姿勢、すなわち生活習慣の中にこそあると言っていいのです。少しでも気になる方は、１２４ページの『簡易版・首の関節包内矯正』を試してみることをおすすめいたします。

ちなみに、整形外科や神経内科などの病院においてバレリュー症候群の治療を受ける場合は、『星状神経節ブロック』という治療が行なわれることが多いようです。これは、自律神経の交感神経が集中している星状神経節に麻酔剤を注射したりレーザーを当てたりして痛みを緩和させる治療です。また、低周波治療器などを用いて首の筋肉のこりをほぐす治療を行なっている医療機関もあります。

【頸椎後縦靭帯骨化症（OPLL）】

・首・肩のこりや痛み、腕の痛みやしびれなどがある
・進行すると、手足や全身がしびれて日常作業ができなくなったり、歩けなくなったりすることもある

▼特徴と傾向

頸椎の後ろには、椎骨を補強する後縦靭帯という組織があります。これが何らかの理由で骨化していってしまうのが頸椎後縦靭帯骨化症です。別名をOPLLともいいます。

初期段階では無症状ですが、ある程度まで骨化が進むと、脊柱管が狭まって神経が圧迫されるため、次第に首・肩のこりや痛み、腕のしびれなどの症状が現われてきます。進み方は人それぞれで、なかにはとてもゆっくり進行する人もいます。骨化があっても症状が出ない場合もめずらしくありません。一方、悪化すると、しびれが手足や全身に及び、日常的な作業をしたり歩いたりといったことが困難になってしまう場合もあります。

▼対策のポイント

頸椎後縦靭帯骨化症はたいへん治療が難しい病気で、進行度や状態に合わせ、適切な治療を選択することが必要です。初期の段階であれば、関節包内矯正で、ある程度痛みをとることができます。また、しびれを伴う糖尿病などとの判別が難しい場合もあるので、MRIやCTでしっかり原因を把握することが大切です。悪化してしまった場合、脊柱管を広げて神経への圧迫をとる手術が行なわれることもあります。

【手根管症候群】

- 手の親指から薬指にかけての指と手のひらに、焼けるような痛みとしびれがある
- 焼けるような痛みや夜間痛があり、手を振ると軽くなる
- 手のしびれや痛みがひどく、小さなものをつまんだり、ボタンをかけたりする作業がしづらい
- 50代の女性で、仕事や家事などで手をよく使っている

■ 手根管症候群の見分け方

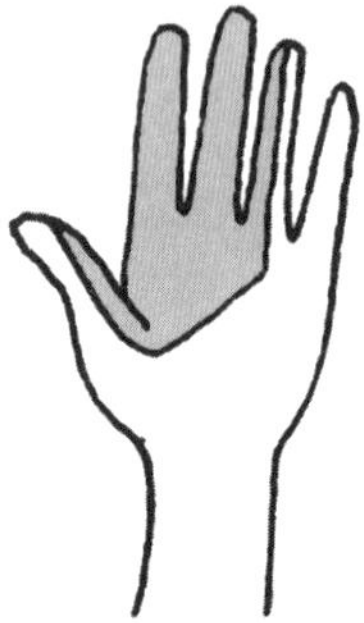

痛みやしびれが出る場所

手の親指から薬指にかけての指と手のひらが痛む。

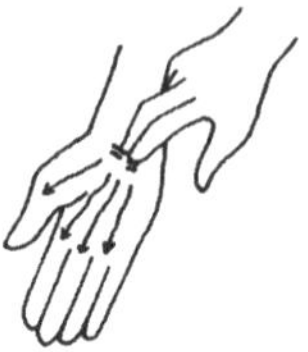

テスト法１

手の関節のまんなかをはじくと痛みやしびれが走る。

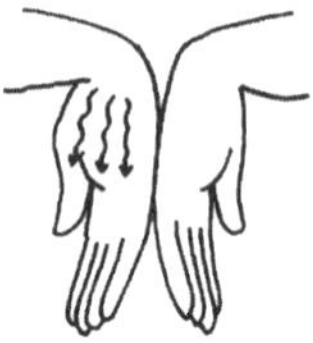

テスト法２

手の甲と甲を合わせて15秒キープ。痛みやしびれが増すなら、手根管症候群の可能性大。

▼特徴と傾向

手根管症候群は、手をよく使う50代の女性に多い病気です。上右図のように、手の親指から薬指にかけての指と手のひらが焼けるように痛むのが特徴。夜間にもしびれや痛みがあり、手を振ると痛みが軽減します。進行すると、細かい手作業ができなくなってくることもあります。

痛みやしびれが起こるのは、手関節を動かす筋肉を使いすぎたことにより、腱が太くなり神経を圧迫するのが原因です。なお、この病気の場合、上中・左の図のようなふたつのテスト法によって自分でも判別できます。ただし、なかには痛みやしびれに頸椎症や頸椎椎間板ヘルニアなどの「頸椎の異常」が合併していることもあり、その場合は首の治療を優先して行ないます。

【肘部管症候群】

・ひじから手の小指・薬指にかけて、しびれや痛みがある
・大工仕事など、振動工具を使う機会が多い

▼特徴と傾向

大工仕事や工事などで、振動工具を長年使ってきた中年男性に多い手のしびれが肘部管症候群です。とくに、ひじが外側に反った（外反肘）人に多く、次ページの上右図のように、ひじから手の小指・薬指にかけて症状が出るのが特徴です。また、同じ上左図のように、ひじの外側をたたくと、ひじから小指・薬指がしびれることでも判別がつきます。この病気でも、しびれや痛みに頸椎の異常がからんでいる場合は、首の治療を優先して行ないます。

■ 肘部管症候群の見分け方

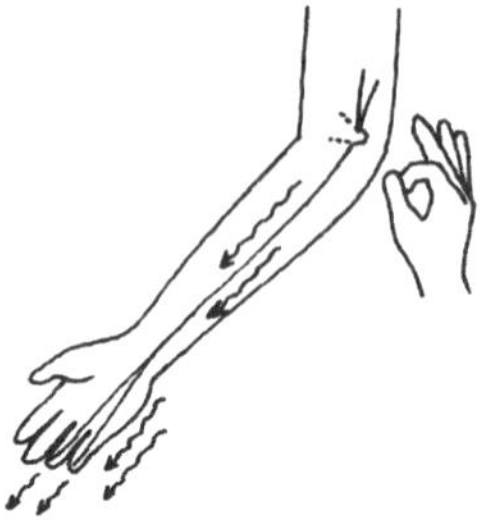

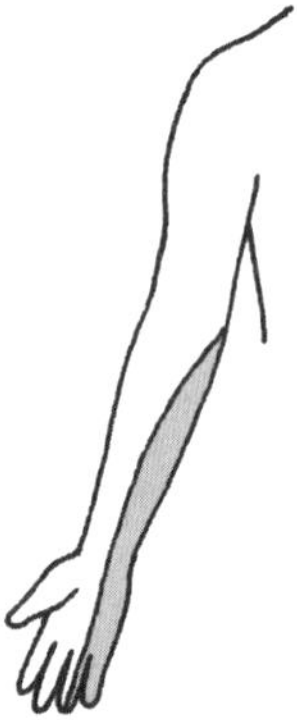

テスト法

ひじの内側を軽く指ではじくと、痛みやしびれが走る。

痛みやしびれが出る場所

ひじから手の小指・薬指にかけて。

■ 尺骨管症候群の見分け方

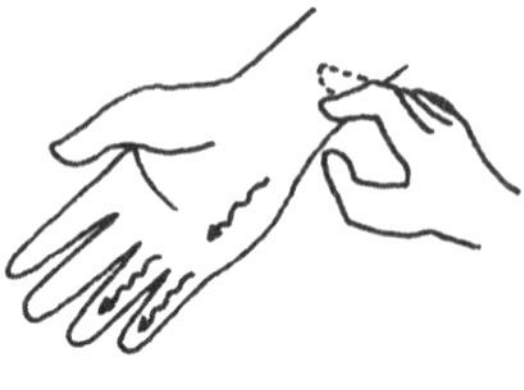

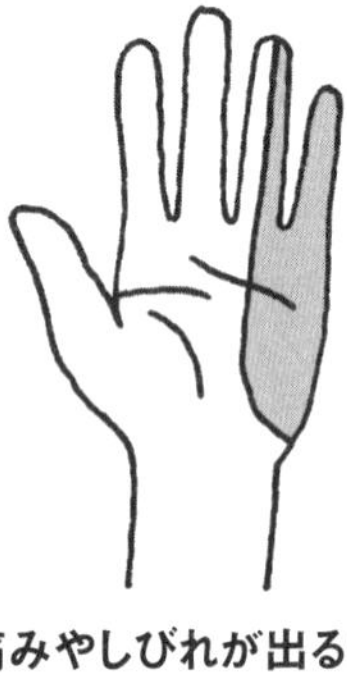

テスト法

手の関節や小指側を指ではじくと痛みやしびれが走る。

痛みやしびれが出る場所

手の薬指から小指にかけての指と手のひら。

【尺骨管症候群】

・手の薬指から小指にかけての指と手のひらがしびれる
・手を強く握りしめるような仕事についている

▼特徴と傾向

尺骨管症候群も、大工さんなど、手を強く握りしめることの多い仕事の男性に多い疾患です。

右ページの下右図のように、小指と薬指にかけての指と手のひらがしびれるのが特徴です。進行すると握力が落ちたり、感覚が薄れてきたりします。同じ下左図のように、小指側の手首の関節をたたくとしびれが出ます。

手根管症候群、肘部管症候群と同様に、頸椎症や頸椎椎間板ヘルニアなどの影響が見られる場合は、そちらを優先して治療します。

【内臓の病気が原因の肩こり】

・肩や首のこりや痛みだけでなく、ほかの部分にも痛みや違和感、発熱などのはっきりとした症状がある
・いつも感じている肩こりや首こりとは明らかに異なる症状がある

▼特徴と傾向

まれではありますが、まったく思いもよらない内臓の病気が肩こりや首こりを引き起こしていることがあります。肩こりや首こりに加えて、胸痛や腹痛、発熱、動悸、息切れなど、ほかの症状が見られる場合は、「単なる肩こり」などと思わずに、医療機関を受診するようにしてください。

肩こりや首こりを引き起こす内臓の病気には、以下のようなものがあります。

心筋梗塞、狭心症、胆石、胆のう炎、膵臓《すいぞう》炎、高血圧、がん。また、脊椎カリエスや脊椎腫瘍、脊髄腫瘍などが関係している可能性もあります。ここではくわしくは紹介しませんが、ぜひ頭の隅に置いておくようにしてください。

Part

4

ホントの「常識」ウソの「常識」首と肩お悩み解決Q&A

Q 01 ストレートネックを解消するにはどうすればいい？

A 『あご引きエクササイズ』を行なうのを習慣にしてください

1

まず正しい姿勢で座る。

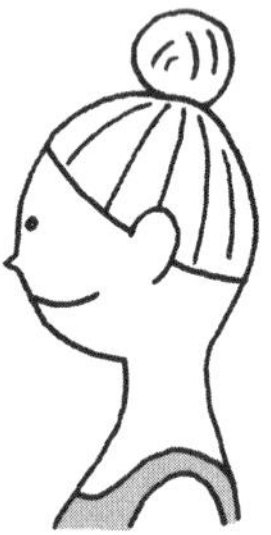

2

正しい姿勢のまま、あごを引く。

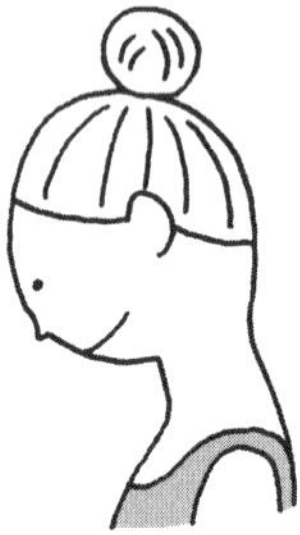

頸椎という部分はもともと働き者で、首のいろいろな方向への運動に合わせてさまざまな動きをとれるようにできています。でも、いつもいつも、うつむきや前かがみの同じ姿勢ばかりとっていたら、どうなることでしょう。働き者の頸椎も、「ああ、いつもこの角度でこの姿勢をとっていればいいんだな」というように、動くのをさぼりがちになってきます。とりわけ〝さぼり屋〟なのが5番、

■ あご引きエクササイズ

3

あごを引いたまま首ごと後ろへ押す。

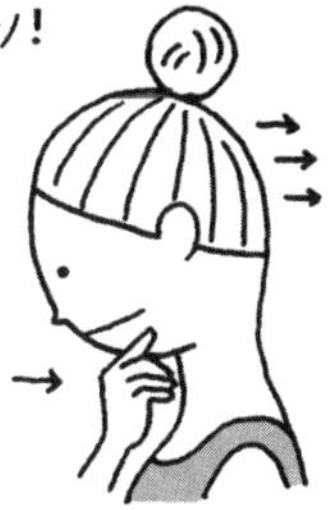

頸椎の下のほうを動かす
ようなイメージで行なうのが
コツ！

4

そのままの姿勢で顔を上向きに。

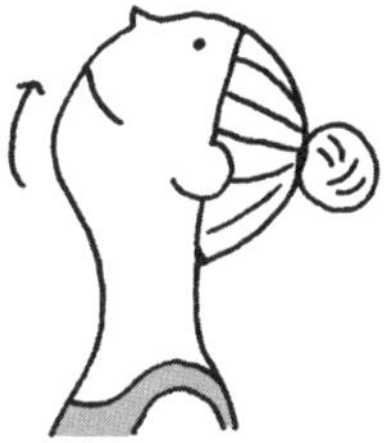

6番、7番の頸椎。この首の下のほうの骨が動きをさぼるから、ストレートネックになってしまうわけです。

ですから、ストレートネックを解消したり予防したりするためには、この〝さぼり屋〟の5番、6番、7番の頸椎を一生懸命働くようにさせなければなりません。

その方法は簡単。

ちゃんと動かせばいいのです。うつむきなどの姿勢をとっているとき、意識して5番、6番、7番を動かし、「さぼってないで動け」と教育すればいいわけです。

いちばんのおすすめは、上図のよう

な、あごを引くエクササイズです。

やり方はとても簡単で、あごを引き、そのあごに手を添えて首の重心を後ろへ押し戻すだけです。このとき、さぼり屋の頸椎、すなわち、頸椎の下のほうの部分が動くようなイメージを頭に描きながら押し戻すようにしてください。

「え？　これだけでいいの？」と思われそうですが、このエクササイズを習慣にすれば、ストレートネックを防止し、また、ストレートネックを少しずつ改善させて、元のカーブへと戻していくことができます。デスクワークなど日常で前かがみの姿勢をとることが多い人は、15〜30分に一度くらい、この『あご引きエクササイズ』を行なうようにしてみてください。私は運転するときは、赤信号で車を停止させるたびにこれを行なうように心がけています。

意識づけさえしてしまえば、簡単に続けられるはず。頸椎は、日頃からちゃんと動かしていれば、着実に本来の機能を取り戻していくものなのです。なにしろ、ストレートネックは、首の健康を冒す〝すべてのはじまり〟のようなもの。ついでに、首の前側のシワもとれるエクササイズですので、ぜひ習慣づけましょう。

Q 02 首や肩に負担をかけないパソコンとのつき合い方は?

A ノートパソコンよりもデスクトップ型パソコンのほうがおすすめ

先に述べたように、パソコン作業などで長時間うつむきの姿勢を続けていると、ストレートネックになりやすく、数々の首や肩のトラブルを招いてしまいます。

それを避けるには、パソコンに向かう時間を減らすのがいちばんいいのですが、仕事上そうもいかないという方は、とにかく、常に背筋を伸ばしてあごを引いた姿勢をとるように心がけてください。それと、小まめに休憩をとること。『あご引きエクササイズ』を15~30分ごとに行なうほか、少なくとも1時間に一度は席を離れて、体を伸ばしたり首や肩を回したりするといいでしょう。

また、ノートパソコンを使用していると、どうしても目線が低くなり、うつむき・前かがみの姿勢をとってしまいがちです。ノートパソコンをお使いの方は、なるべく目線が水平に保てるデスクトップ型のパソコンに替えるようにするといいでしょう。

Q 03
『簡易版・首の関節包内矯正』のやり方は？

A 2個のテニスボールを使って簡単に行なうことができます

1

硬式テニスボール2個をぴったりくっつけて、ガムテープで固定する。

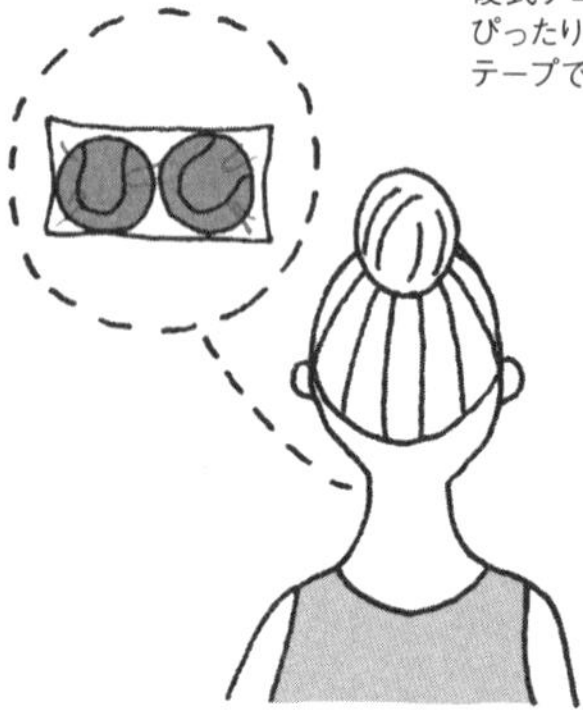

頭と首の境目、すなわち、後頭骨と第1頸椎の間を広げる『簡易版・首の関節包内矯正』のやり方をご紹介しましょう。先に紹介したように、これは、首や肩のこりや痛みに悩まされている方はもちろん、頸椎のトラブルからくるさまざまな不定愁訴にもたいへん有効です。

用意するのは2個の硬式テニスボール。それを上の図のようにガムテープで動かないようにくっつけます。

■自宅でできる簡易版・首の関節包内矯正

2

後頭骨のでっぱりを探す。

3

探し出した後頭骨のすぐ下にボールを当てる。

4

畳やフローリングなど、硬い床にあおむけになり、ボールの上に頭をのせる。リラックスして1〜3分間、この姿勢をキープ。背中の下に厚さ2㎝くらいの本を敷いて、ボールのずれを防ぐ。

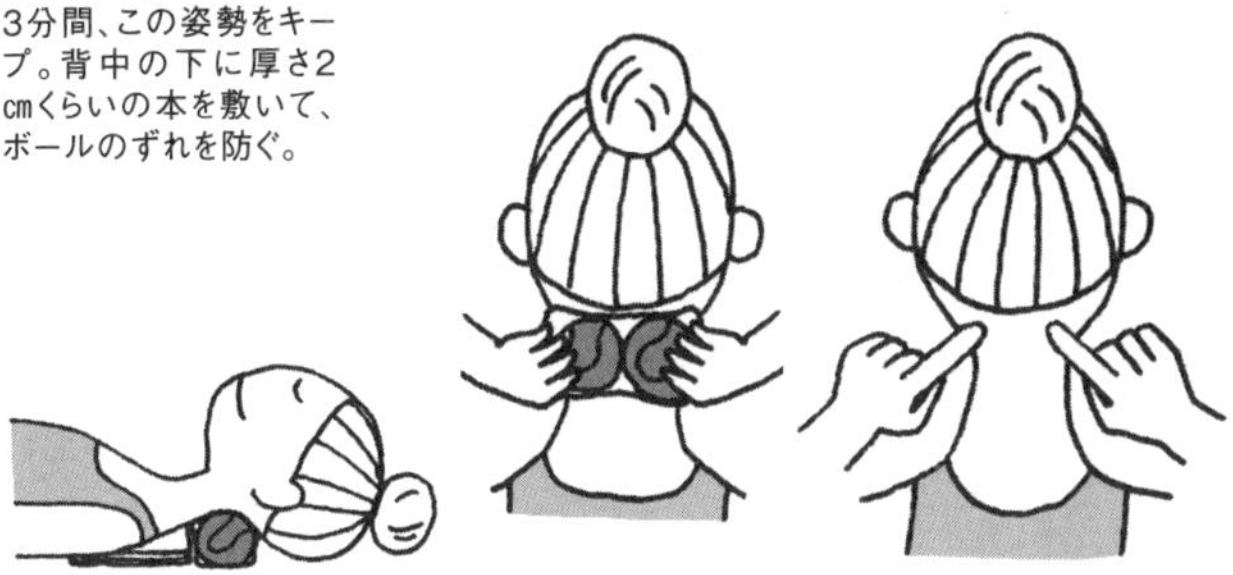

あとは、それを後頭骨のすぐ下に当て、そのままあおむけになるだけ。頭の重さがのると、テニスボールの硬さがちょうどいい具合に頭と首の境目の関節への刺激となります。これにより、関節がゆるみ、筋肉や神経の圧迫が軽減されます。そして、血液や脳脊髄液の流れがよくなり、首や肩へさまざまな健康効果をもたらしてくれるのです。

きっと、矯正後は、首や肩が軽くなるし、頭もすっきりしてくるはずです。ただ、首はナイーブな箇所なので、やりすぎはダメ。この『簡易版・首の関節包内矯正』は、1回3分、一日3回までにとどめるようにしてください。

Q
04
『簡易版・腰の関節包内矯正』のやり方は？

A
これも2個のテニスボールを使って仙腸関節を刺激します

次は『簡易版・腰の関節包内矯正』です。前著『腰痛は99％完治する "ぎっくり" も "ヘルニア" もあきらめなくていい！』でも紹介しましたが、ここでも改めて触れておきましょう。なにしろ、仙腸関節の不調は、首の問題にも大きく関わってきますので。

使用するのは、前項と同じように、2個の硬式テニスボールをガムテープでくっつけたもの。要するに、これを腰の

1

硬式テニスボール2個をぴったりくっつけて、ガムテープで固定する。

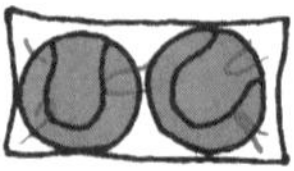

2

仙腸関節の位置を探す。まず、指先で尾骨の位置を探り、握りこぶしをあてがう。こぶしを「逆三角形」の下の角として、上の2か所の角に当たるところが仙腸関節。

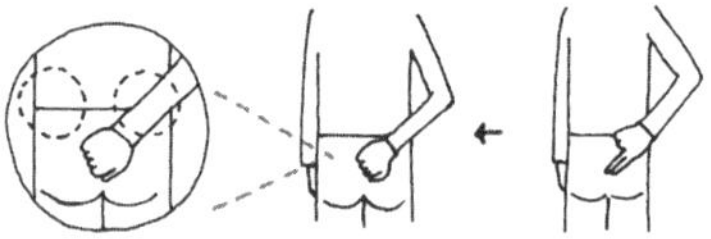

■ 自宅でできる簡易版・腰の関節包内矯正

3

畳やフローリングなど、平らで硬い床に座り、仙腸関節の位置にボールをあてがう。

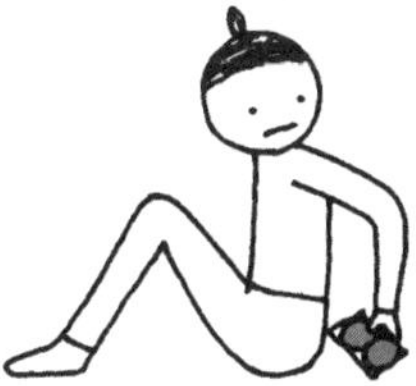

4

テニスボールの位置がずれないよう注意しながら、あおむけに。枕はせず、リラックスして1～3分間この姿勢をキープ。

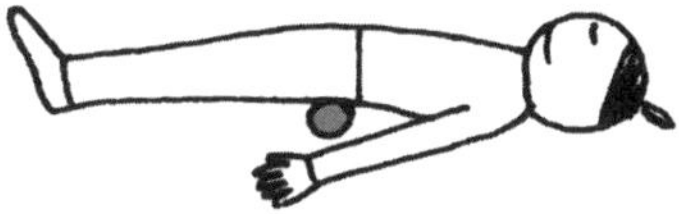

仙腸関節の位置に当てて、図のようにその上にあおむけになるだけでいいのです。この矯正も、1回の時間は3分以内。一日3回までにしてください。「イタ気持ちいい」感じがするのは、仙腸関節が刺激されている証拠。これにより関節の動きがよくなり、結果、頸椎や腰椎にかかる過重負担が軽減されるのです。

この『簡易版・関節包内矯正』は、ぜひ、『首』と『腰』をセットにして行なうようにするといいでしょう。ふとんの上ではなく、畳やフローリングで行なう必要がありますが、起床後と就寝前の習慣として、朝晩1回ずつ行なうのがおすすめです。

Q 05
肩こり、首こりと体型にはどんな関係があるの?

A
頭が大きい人はこりやすいというのは俗説です

肩こり・首こりと、その人の体型との因果関係には、いろいろな俗説があるようです。

まず、「頭が大きい人は、こりやすい」というのはウソ。頭の重さは誰もそんなに変わらないのです。むしろ、それよりも大切なのは頭ののせ方。うつむきなど、頭を傾けるクセがついていると、首や肩にかかる負担がたいへん大きくなります。そういう重心ののせ方がうまいかどうかで、こりやすさに差がついてくるのです。

また、体型も関係ありません。ただし、女性の方で、バストが大きいかどうかは多少関係します。胸が大きい方は、無意識に肩をすぼめる姿勢をとっていることが多く、それが肩や首のこりにつながっているようです。また、なで肩体型の人、首が細い人は、やはりこりやすい傾向があります。これらの人は、とくに胸郭出口症候群になりやすく、肩や首のこりはもちろん、手や腕のしびれを訴えるケースが多いのです。

Q 06 湿布は温湿布がいい？　それとも冷湿布？

A どちらでも、気持ちいいと思うほうでOKです

よく、首や肩を痛めたときに、温湿布を貼るか、冷湿布を貼るかで悩んでしまう人がいます。結論から言えば、どちらでもいいのです。自分が気持ちいいと思うほうでOK。強いて言えば、五十肩のように患部の炎症が強い場合は、冷湿布を選んだほうがいいでしょう。

それよりも覚えておいていただきたいのは、湿布を長時間貼り続けないことです。湿布を貼る時間は3時間ぐらいで十分。貼ったまま寝てしまったり、一日中貼り続けていたりしてはいけません。あまり長く貼っていると、低温やけどを起こすこともあり、かえって状態を悪くしてしまうこともあります。もし、その時間内で痛みが治まらないようなら、痛み止めの薬などで対応するようにしてください。また、温湿布代わりに携帯用カイロを貼ってもいいですが、これも8時間以内にしましょう。

Q
07
首には温めるポイントがあるって本当？

A 「首の後ろ」と「痛む側の前側・斜め横」あたりをよく温めてください

首こりや肩こりがひどいとき、温めるべきポイントがあるのをご存じでしょうか。覚えておいていただきたいポイントは2か所。

「首の後ろ」と左図のように、「痛む側の前側・斜め横」あたりです。後者は、耳と鎖骨を結ぶラインの下のほうと覚えておくといいでしょう。

この2か所を、常日頃から温めるように心がけておくのが、首の健康ケアにはたいへんおすすめ。ぜひ、入浴でシャワーを浴びる際や、ドライヤーで髪を乾かす際に、お湯や温風をよく当てて、これらの部分を温めるようにしてみてください。おそらく、それだけでも、首や肩の血流がよくなって、こりや痛みの具合が変わってくるはずです。

首の後ろを温めたほうがいい理由は、すでにみなさんよくおわかりですね。首の後

■ 湿布を貼る位置

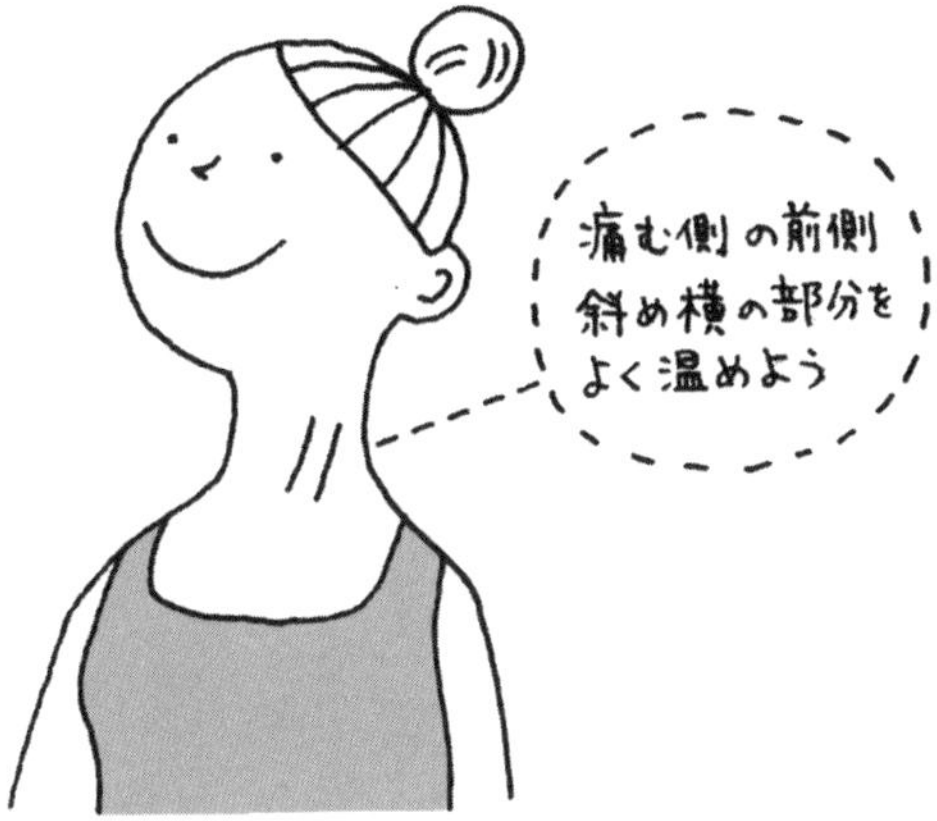

ろ側の筋肉はとくに疲れがたまりやすいため、いつも温めて血行をよくしておく必要があるのです。

一方、「痛む側の前側・斜め横」を温めたほうがいい理由は、そこが〝トリガーポイント〟になっているから。つまり、その部分が、痛みを引き起こす〝引き金〟となる神経が出ているポイントになっているのです。

なお、首や肩が痛くて温湿布を貼るときも、これらふたつのポイントを重視するようにするといいでしょう。

首・肩の悩みは、こうした〝ちょっとしたコツ〟を押さえておくだけでも、けっこう違ってくるものですよ。

Q 08 肩や首の健康にいい入浴法は？

A あごまで浸かる全身浴がおすすめです

首や肩は冷やしてはいけません。冷えると血行が悪くなり、こりや痛みなどの症状がいっそう進んでしまいます。ですから、どのようなときも、外気の寒風やクーラーの風などが当たらないように注意を払っておかなければなりません。

そして、それはお風呂の入り方についても言えることです。

みなさんは日頃、どんな入浴の仕方をしていらっしゃいますか？　シャワーだけでさっと済ませるくらいでは、なかなか全身の血行をよくする効果は得られませんから、やはり、39〜40度くらいのぬるめのお湯にゆっくり浸《つ》かるほうがいいでしょう。ただ、いつもゆっくりお湯に浸かっているという人も、半身浴はあまりおすすめできません。半身浴は体は温まりますが、かえって首や肩を冷やしてしまう可能性があるのです。もし、半身浴をする場合は、タオルなどをかけ、首や肩を冷やさないように

■ 首・肩こりの人におすすめの入浴法

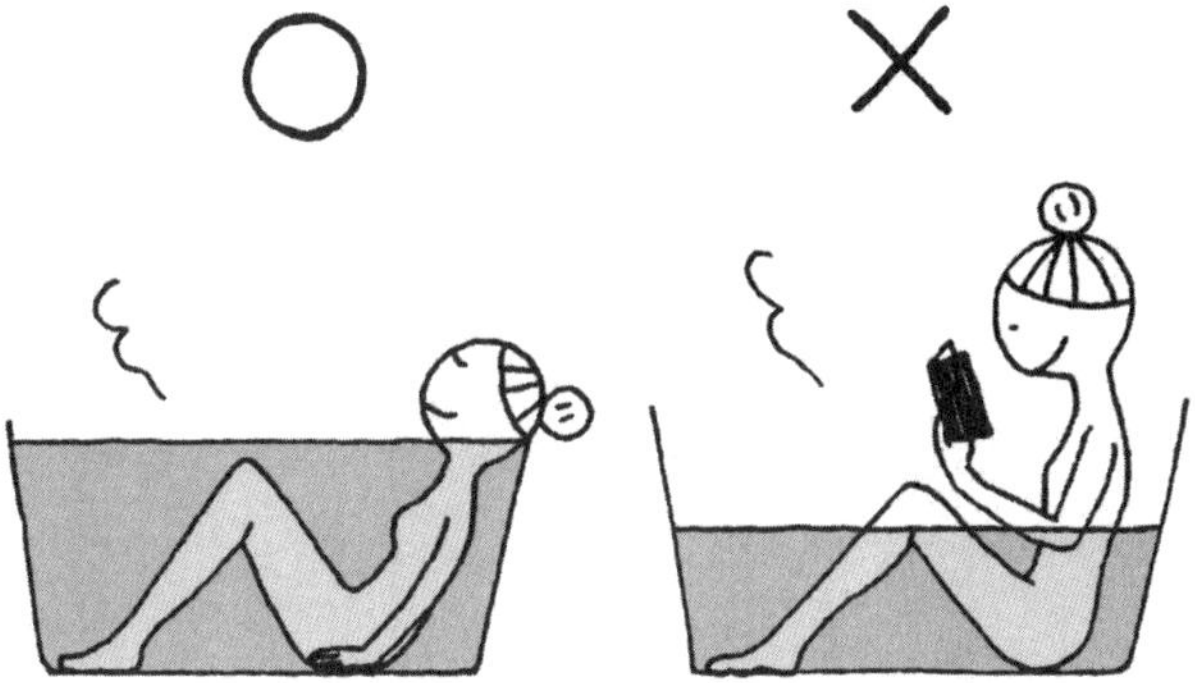

十分に配慮してください。

また、いつもゆっくり全身浴をしているという人も、浴槽のふちに腕をかけるなどして、肩や首をお湯から出していては、それほど肩や首は温まりません。できれば、上図のように、両ひじをお湯の中に入れ、あごまで浸かるスタイルで入浴するようにするといいでしょう。これなら、首や肩の血行もバッチリです。

ただし、温めすぎてのぼせないように十分気をつけること。それと、心臓などに持病のある方は、全身浴が適さない場合もあるので、かかりつけの医師に相談してみるようにしてください。

Q 09
関節の動きをよくするとダイエットにもいい？

A 基本的にやせる方向へシフトします

首や肩、腰などの関節の動きを正常化すると、無駄な脂肪が落ち、やせていく人が少なくありません。

なぜ、やせるのか？

それは、関節がなめらかに動くようになったことにより、それまで使われていなかった筋肉が使われるようになるから。関節周囲の筋肉を100パーセント使って動けるようになると、筋肉の熱生産効率がアップして代謝が引き上げられます。それにより、脂肪がよく燃焼するようになり、気になる部分の無駄な脂肪が落ちていくことにつながっていくわけです。

たとえば、頸椎の関節の動きをよくし、ストレートネックを改善すると、首やあごまわりの脂肪が落ち、「二重あご」や「ずんぐり首」が解消されていきます。また、代謝改善とともに血流がよくなるため、顔をはじめ、頭頸部に滞った不要物を排出させる機能が高まります。それにより、顔のたるみやむくみ、血色の悪さなどの悩みも改善されていくはずです。

また、骨盤の仙腸関節の動きを正常にすると、下半身やおなか部分の脂肪がよく落ちるようになります。仙腸関節の可動域が広がると、腸腰筋などの体の深部にある筋肉がさかんに使われはじめます。それによって代謝がアップし、とくに下半身やおなかの脂肪が燃やされるようになるわけです。

じつはダイエットには、関節の動きがいいかどうかがとても大きく関係しているのです。こりや痛みなどの悩みが解消するうえに、気になる脂肪も落ちてくれるのなら、一挙両得というものですね。なかには、ダイエット目的のために関節包内矯正を受けに来る方もいらっしゃいます。

ただし、みなさんよくご存じのように、どんなに関節の動きをなめらかにしても、日頃の生活でたくさん食べていてはやせることはできません。それと、この「関節の動きをよくするダイエット」は、〝すぐに効果が現われる〟というものではありません。そこはきちんと押さえておくようにしてください。

Q10 肩たたきやマッサージは強めにしちゃダメなの?

A 弱めに行なうのが基本。強めが好きな人は10分以内にしましょう

「昨日、マッサージをちょっと強めにやってもらったら、今日になっていっそう不快な痛みが出てきて困った……昨日はあんなに気持ちよかったのに……」――そんな経験をされた方も少なくないことでしょう。いわゆる〝もみ返し〟というやつですね。

この不快な痛みは、筋肉組織が損傷し、炎症を起こしてしまったことによって起こります。肩たたきやマッサージなどで強すぎる力が加えられると、筋肉はわりあい簡単に傷ついてしまうものなのです。

ですから、肩たたきやマッサージはなるべく弱めにやってもらうのが基本。本当は、ちょっと物足りないくらいがちょうどいい。とくに、こりがひどいときは、肩や首の筋肉の状態も悪くなっていますから、〝なでるくらいのソフトさ〟でも十分なくらいなのです。

でも、強めがお好きな方もいらっしゃいますよね。「ああ、そこそこ！」「そこをもうちょっと強く」といった感じでやってもらわないと気が済まないという方は、けっこう多いものなんです。

そういう方は、必ず10分以内にマッサージや肩たたきを済ませるようにしてください。とにかく、やりすぎは〝もみ返し〟の元。そう自覚して、なるべく短時間で切り上げることをおすすめします。

もっとも、最近は、アロママッサージやオイルマッサージ、リンパドレナージュといった、心身をリラックスさせてくれるソフトタッチのマッサージが女性に人気のようです。そういうやわらかめのマッサージは、筋肉のこりはもちろん、心のこりもほぐしてくれますから、積極的に利用するといいのではないでしょうか。

ただし、もし、軽く触ったくらいで痛みを感じるほどの症状があるなら、マッサージはしないほうが無難です。とくに首の筋肉は繊細にできているため、マッサージによってかえって症状をこじらせてしまう場合もあるのです。そういう際は、ツボ押しグッズを用いたり、手で患部をもんだりするなど、自分で刺激を加えるのも控えたほうがいいでしょう。

Q11 ツボ押しグッズを手放せないんだけど……

A ツボ押しグッズで首や肩を刺激するのはよくない習慣です

私の元にいらっしゃる患者さんには、肩や首を刺激する「ツボ押しグッズ」をいつもかばんに入れている方が少なくありません。その〝ヒミツ道具〟は、柄のついたカギ状になっていて自分で肩の後ろのほうを刺激できるものや、U字状に首をはさんで首まわりを刺激するものなど、じつにさまざまです。

しかし、私は、こうしたツボ押しグッズに頼るのは、とてもよくない習慣だと思います。前項で述べたように、筋肉という組織はたいへん傷つきやすく、1か所に集中的に力を加えると炎症を起こしてしまうものなのです。とくに首の筋肉は繊細ですから、ヘタに強い力を加えると症状を大きく悪化させてしまいかねません。ぜひ、この章で紹介しているハウ・トゥを実践するようにし、ツボ押しグッズには別れを告げるようにしてください。

Q
12

首の筋肉って、運動して鍛えたほうがいいの?

A

いいえ。その必要はありません

首の筋肉が強いか弱いかは、こりや痛みには関係ありません。普通の生活が営めている人なら、頭の重さを支えるだけの筋肉量は首に備わっているはず。ですから、ことさら「首の筋肉を鍛えなきゃ」とがんばる必要はないのです。

首の運動やストレッチは、先に紹介したストレートネック防止の『あご引きエクササイズ』を行なうだけで十分です。あとは、首や肩が疲れたときに、軽く首や肩を回すくらいでOK。繰り返しますが、首の筋肉疲労は、頭の重さや首の筋肉の弱さではなく、首に負担をかけっぱなしにしてしまう姿勢の悪さが問題なのです。

なお、運動というほどではありませんが、散歩はおすすめです。デスクワークの合間などにその辺をぶらりと歩いてみれば、気分転換にもなるし、体の緊張もほぐれます。机にへばりつく生活を変えるためにも、ぜひ習慣にするといいでしょう。

Q 13 首や肩のこりを悪化させない服装は？

A 首・肩を大きく露出する服や、重い服は避けましょう

最近、若い女性には、首から鎖骨にかけてのデコルテ部分を大きく開けたファッションを好まれる方が多いようです。しかし、こうした服は首や肩を冷やしてしまいがち。こりが気になるなら、首や肩を露出しない服を選ぶほうがいいでしょう。

また、冬場、外に出るときは、マフラーやショール、ネックウォーマーなどでしっかり首や肩を保温してください。なお、夏でも油断は禁物。エアコンの冷気に首や肩がさらされると、とたんに冷えて、こりが悪化してしまいます。その際は、首にスカーフを巻いたり、肩に薄手のショールをかけたりしてガードするといいでしょう。

さらに、厚手のコートやジャケットなどの重い服、体をきつく締めつけるブラジャーなども、肩こりを悪化させてしまいます。服や下着は、できるだけ軽い素材でできた動きやすいものを選ぶようにしてください。

Q 14

ネックレスの重みが首の負担になるって本当？

A 本当です。アクセサリーには十分気をつけてください

首は常に6キロもある頭を支え続けています。毎日酷使されている首には、たとえ1グラムであっても、それ以上負担を増やさないのが賢明です。でも、そこへ重いネックレスやイヤリングの負担が加わったとしたらどうなることでしょう。

つまり、首の健康のためには、なるべくネックレスなどのアクセサリーは控えるほうがいいのです。パーティなどでつける際は、できるだけ軽いものを選ぶようにするといいでしょう。また、重い帽子やウィッグなども避け、〝首から上〟をできるだけ軽くするように心がけてください。

先にも触れましたが、重いアクセサリーをつけるのを習慣にしていると、ストレートネックが進んでしまいます。そうやって、自分の首をキレイに彩るためのアクセサリーによって、自分の首を痛めてしまっている女性は、決して少なくないのです。

Q15

肩こりや首こりを防いでくれる食べ物ってあるの？

A お酢や青背魚を積極的に摂りましょう

肩こりや首こりを防ぐには、食生活に気をつけることも大切。

残念ながら、これを食べれば、すぐにこりや痛みが軽くなるというような食品はありませんが、血行をよくしたり筋肉の状態をよくしたりするために、積極的に摂《と》ったほうがいい食品はいくつかあります。

まず、アジ、イワシ、サンマ、サバ、マグロなどの青背魚です。これらの魚の脂肪にはＤＨＡ（ドコサヘキサエン酸）やＩＰＡ（イコサペンタエン酸）といった成分が豊富に含まれ、いずれも血行を促進する効果があるのです。また、筋肉をつくる元になるのはたんぱく質ですが、これらの魚の肉は、そのたんぱく源としてもたいへん良質です。刺身や焼き魚はもちろん、いろいろな調理法がありますから、バリエーションを工夫しながら摂るようにしていくといいでしょう。

なお、血行をよくする栄養素としてはビタミンEも挙げられます。ビタミンEはアボカド、カボチャなどのほか、アーモンドやクルミなどのナッツ類に豊富です。これも覚えておくようにしてください。

それと、もうひとつ。ぜひ、積極的に摂っていただきたいのが「お酢」です。じつは、酢には筋肉の疲れを解消したり代謝をアップさせたりする作用があり、体のこりをとるのにたいへん役立つのです。酢の物やマリネなどを摂るのはもちろんのこと、いろんな料理に酢を活用していくことをおすすめします。また、黒酢のように直接飲むタイプの酢も増えてきているので、健康習慣として取り入れてみるのもいいでしょう。

さらに、クエン酸にも、酢と同様の効果があります。クエン酸は、梅干し、レモン、グレープフルーツなどに豊富に含まれるほか、最近はサプリメントとしても多くの商品が出回っています。スポーツ選手にも、筋肉疲労解消のためにこうしたサプリメントを利用している人が少なくありません。

みなさんも、こうした食品をうまく組み合わせ、自分流の「肩こり・首こり防止メニュー」をつくってみてはいかがでしょうか。

Q16 枕はどんなものを使うのがいいの？

A 基本的には「枕なし」で寝ることをおすすめします

私は肩こりや首こりを訴えられる患者さんには、「枕なし」で寝てみることをおすすめしています。肩や首のこりの原因が「高い枕」にあることも少なくないからです。

高い枕をしていると、首や肩の筋肉が引っ張られたまま、眠りにつく格好になります。これによる筋肉の緊張が、こりにつながっているケースがあるのです。また、高い枕をしていると、寝返りなどの拍子に首が不自然な角度に曲がることが多く、寝違えも起こしやすくなります。

ですから、一度枕をはずして寝てみてください。それでこりや痛みが緩和されるなら、それまでの枕の高さが合っていなかったということ。寝る際の枕は、頸椎のカーブを少し助けてあげられる高さがあれば十分。本当は、バスタオルを三つ折りくらいにして頭の下に敷く程度の高さがちょうどよく、ほとんどなくてもいいくらいなので

■ 首こり・肩こり予防の睡眠方法

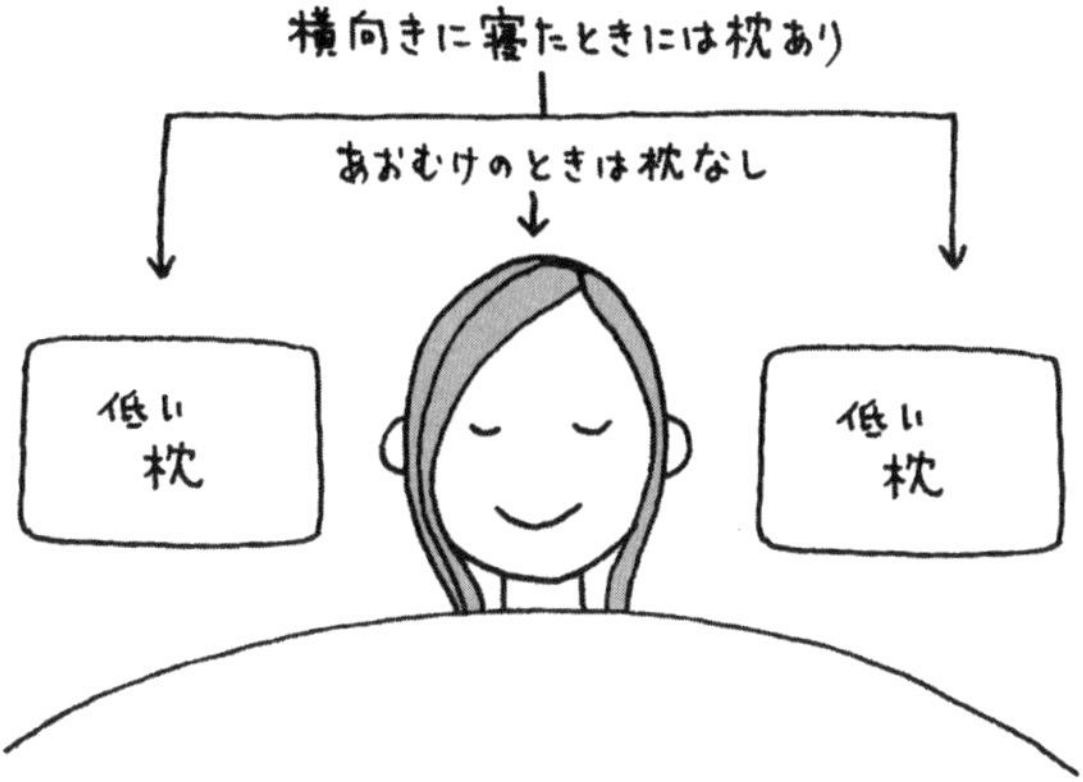

す。枕がないと、どうもしっくりこないという方も、できるだけ低い枕に替えてみるといいでしょう。

ただ、あおむけで寝ているときは、枕なしでも十分なのですが、横向きに寝るときは、頭が傾いて首が少しだけ曲がる格好になるため、低めの枕があるほうが首に負担をかけずに済みます。

このため私は、上の図のように、頭の左右両脇に低い枕を置いて寝ることを推奨しています。これであれば、あおむけのときも横向きになったときも、首にかかる負担が少なくて済み、快適にぐっすり眠ることができるのです。

Q17 けん引治療は逆効果になることもあるって本当？

A 本当です。合わないときは治療をストップしたほうがいいでしょう

当院では、首のけん引治療の設備を置いていません。それというのも、私の経験上、この治療法がすばらしい成果を上げたというケースをあまり見ていないからです。

もちろん、この治療法が功を奏する場合もあるにはあります。ただ、けん引治療を行なったことによって、かえって状態が悪化してしまうことも少なくないのです。頸椎症や頸椎椎間板ヘルニアなどの際、病院での治療では、「まずはけん引をしてみましょう」というところが多いもの。でも、もし状態が悪化するようなことがあれば、私はそれ以上続けないほうがいいと思います。

また、首を固定するカラー療法も、あまり長くやりすぎないほうがいいでしょう。かなり頸椎の状態がよくない場合や急性期の場合は別として、ある程度動かせるくらいに回復したら、むしろ積極的に首を動かしていくほうが治りが早まるものなのです。

Q 18
首や肩の骨をポキポキと鳴らすのはよくない?

A 無理に鳴らすのはよくありません

首を曲げたり肩を回したりするたびに、骨がポキポキと鳴る——。首や肩のこりに悩んでいる人には、そういう人が少なくありません。なかには、「バキッ」「ボキッ」というような、周りの人が驚くようなすごい音をたてている人もいますよね。

ただ、この〝骨鳴らし〟、無理に鳴らすようなことをしていると、ときとして寝違えのような症状が起こることがあるので注意が必要です。自然に鳴ってしまう分にはかまいませんが、意図的に鳴らすのは止《よ》したほうがいいでしょう。

ちなみに、こうした音がどうして鳴るのかは、よくわかっていません。一説では、関節の間に二酸化炭素がたまっていて、それが抜けるときに音がするのだといいます。また、ボキッと鳴った瞬間をレントゲンで撮影したら、白い煙のようなものが映っていたという話もあります。まあ、真偽のほどは定かではありませんが……。

Q19 関節包内矯正の治療を受けたいときはどうすればいい？

A お手数ですが、「さかいクリニックグループ」までお越しください

この本で紹介している『簡易版・関節包内矯正』などを自分で試してみても、悩みの症状がすっきりととれないこともあります。また、自分で行なうのではなく、実際に関節包内矯正の治療を受けてみたいという方も多いことでしょう。

そういう場合は、東京・王子の「さかいクリニックグループ」までお越しいただくことになります。料金が気になる方もいらっしゃると思いますが、関節包内矯正は、いちばんリーズナブルなコースで、初診時は約6000円ほど、2回目以降は約5000円ほどで受けることができます。

私どもの「さかいクリニックグループ」は、「さかい保健整骨院」「ハイメディックシステム」「さかい関節医学研究所」「さかいハイメディックソリューション」という4つの施設に分かれています。これらのうち、いちばんリーズナブルに受けられるの

は「さかい保健整骨院」です。ただ、申し訳ないことにいつもたいへん混雑しており、予約がとりづらい状況です。そのため、「ハイメディックシステム」や「さかい関節医学研究所」「さかいハイメディックソリューション」では、高度ハイテク医療機器を試してみたい方や、予約や待ち時間を気にせずじっくり治したい方のために、いくつかの別コースを用意しています。料金体系などについてくわしく知りたい方は、ホームページ（http://www.sakai-clinic.co.jp/）をご覧ください。

なお、関節包内矯正は、残念ながら「さかいクリニックグループ」以外では受けることはできません。よく、地方の方に「東京以外で受けられるところはないのか」というお問い合わせをいただくのですが、いまのところ、当院のスタッフにしか関節包内矯正の技術を伝えられていないのが現状なのです。

また、なかには「関節包内矯正を行ないます」といった宣伝をしているクリニックや施療院もあるようですが、これらは私があずかり知らないところで起こっていることであり、責任を持てません。私が開発した関節包内矯正とはまったく別ものだと思ってください。もし、当院以外で関節包内矯正が受けられるようになった場合は、必ずホームページで告知いたします。

ともあれ、当院では、スタッフ一丸となって一日に170人以上の患者さんに対応しております。地方から来られる患者さんもたくさんいらっしゃいますし、わざわざ海外から来られる患者さんもいらっしゃいます。上京中に集中的に治療を受けたいといったご希望にも極力対応させていただいておりますので、気軽にご相談ください。

Part

5

首が健康になると人生がうまくいく!

首は人生の基本です！

首は頭を支える土台です。

頭、すなわち脳は、その人の考え方や行動の仕方を決定する、すべての司令塔であるわけですから、首はこの司令塔を支える土台だと言っていいでしょう。

つまり、考え方や行動を決めていく脳のさまざまな機能も、この土台がしっかりしていないことにはうまく働かないのです。

考えてみてください。

もし、首が思うように動かなかったり、首に不安を抱えていたりしたら、脳の働きにも影響が出るだろうとは思いませんか？　「このまま首が動かなかったらどうしよう」というように、暗いことばかり考えてしまったり、不安をいたずらにふくらませてしまったりするのではないでしょうか。

すなわち、首の状態がいいかどうかという問題は、その人の考え方や行動のあり方にも大きく影響してくるのです。

それに、「仕事を首になる」「なんとか首がつながった」というように、『首』という言葉は、人間が生きていくうえでの生命線のようなたとえで用いられることが多いもの。

いや、まさに生命線なのです。

私は、首という部分は〝人間のいちばんの急所〟なのだと思っています。

脳と体をつなぐ一大連絡路であり、たくさんの神経や血管が密集している場所。そんな神経や血管が束になった通路でありながら、上下、左右、斜めと、いろいろな方向への複雑な運動ができるようにつくられた場所。そして、そういった重要な部位にもかかわらず、薄い皮膚でくるまれただけの無防備状態で、構造的にもたいへんナイーブで、大小のさまざまなトラブルを起こしやすい場所。それが首です。

ここを傷つけられたら、人間はひとたまりもありません。

だからこそ、いにしえの合戦では誰しも相手の生命線である首を狙い、誰しも相手から首を取られないようガードしてきたわけです。

ただ、ここが人間の急所であり、いちばんに守るべき生命線であることは、現代においても変わりません。

私は、首こそが、人がよりよく生きるための生命線であり、より健康に生きるための生命線なのではないかと思っています。そして、この部位を良好な状態にキープしているか否かで、その人の人生すらも変わってくる——。

首こそは、人生をよく生きるための基本なのです。

この最終章では、これをテーマに述べていくことにしましょう。

首を酷使している人はとても〝もったいない〟ことをしている

この本のはじめのほうでも触れたように、現代に生きる人々はたいへん首を酷使しています。

みなさんのなかにも、パソコンワークをはじめ、ほとんど一日中座りっぱなしで仕事をしている人が少なくないのでは？　そういう毎日を送っていれば、うつむきや前かがみの姿勢がよくないとわかってはいても、ついつい仕事にのめり込んで、首に負担をかけてしまいがちです。

それに、仕事を終え、ようやく自分のデスクを離れたとしても、すぐに携帯電話の画面へと目を移し、またしてもうつむきの姿勢をとってしまうという人もいることでしょう。帰りの電車内などでも、ずーっとうつむいたまま、携帯でメールを打っていたり、ゲームをやったりしている人は多いですよね。それに、読書をしていても、居眠りをしていても、うつむきっぱなしの姿勢でいれば、同じように首に大きな負担がかかるものなのです。

これだけ酷使されていては、首もたまったものではありません。

首こりや肩こりに悩む人が加速度的に増えているのも、当たり前のことだと言えるでしょう。

でも、みなさん。

私は、こんなふうに首を酷使してむざむざ疲れさせてしまうことは、非常にもったいないことだと思います。

なぜならば、そういう人はみんな、首を疲弊させてしまうことによって失われるものの大きさに気づいていないから。そしてまた、首をいい状態にしておくことによって得られるものの大きさにも気づいていないからです。

失われてしまうものがいかに大きいかについては、ここまでお読みいただいたみなさん方ならお察しいただけますよね。そう。首を酷使する姿勢はストレートネックを加速させ、首や肩はもちろんのこと、全身にさまざまな不調を引き起こす元凶になるのです。

では、「首をいい状態にしておくことで得られるもの」とは、いったい何なのでしょうか。

それは、「姿の美しさ」であり、「精神的安定」であり、「日々の体調のよさ」です。すなわち、多くの現代人は、首を大切にケアすることが、美容面や心と体の健康面においていかに大きなプラスに結びつくかということにほとんど気づいていないのです。

このことに気づいているかいないかは、大きな〝差〟を生みます。きっと、その人が毎日の暮らしにおいて感じる〝不快感〟や〝不調〟の指数にも雲泥の差がついてくるでしょうし、もっと言えば、その人の〝幸せ度〟にもかなり大きな開きが出てくることでしょう。

ですから私は、現代の多くの人々がそろいもそろって首を酷使している光景が、とても〝もったいないこと〟に見えてしょうがないのです。

女性の美しさは首からはじまる

それでは、首を大切にしていくことのもろもろの「プラス効果」について説明を加えていくことにしましょう。

まずは、美容面のプラス効果です。

当院には、女優さんやモデルさんもよくいらっしゃいますが、そうした〝人から見られる機会〟の多いご職業の方は、みなさん「首の健康」をとても意識していらっしゃいます。

頭がきれいに首にのっている感じでまっすぐ立ったり歩いたりしていると、いついかなるときも全体がスラッとして見えます。女優さんやモデルさんは、そういうことをよくわかっていらっしゃるから、首の角度や姿勢に気を遣っているわけです。もちろん、人から見られてないときも、うつむきっぱなしにならないよう、ふだんから姿勢に注意を払っています。

そういうふうに常に首の姿勢に気をつけていると、頸椎のカーブも自然に保てるため、頸椎関節をはじめとした周辺関節がスムーズに動き、首や肩の筋肉もしなやかに動くようになります。そうすると、首の筋肉が締まり、ほっそりときれいに見えるようになるのです。

それに、首から顔方面へ流れる血液循環が良好になるため、首も顔も、しわやたるみがなく、肌がきれいに保てるのです。血色がよくなり、ハリも出てきます。首から鎖骨にかけてのデコルテ部分にも、質感のあるツヤやみずみずしさが出てくるでしょう。

さらに、先にも紹介したように、関節の動きをよくすることは、ダイエットにも大きく影響します。首周辺の関節の動きがよくなれば、いろいろな筋肉が使われることになります。それによって代謝が引き上げられて、無駄な脂肪が燃焼し、ぜい肉が落ちていくのです。きっと、気になるあごや首のまわりの脂肪も、スッキリさせることができるはずです。

このように、首の状態がよくなると、美容面でいろいろなうれしい〝副産物〟が期待できるのです。

私は、女性の美しさというものは、『首』をケアすることによって磨かれると言っても過言ではないと思っています。私の元にいらっしゃる患者さんにも、首のこりや痛みなどの悩みを解消したことで、よりいっそう美しくなられた方が大勢いらっしゃいます。

また、姿が輝くのは女性だけではありません。

男性の場合も、首の状態がよくなると、立ち姿や歩き方が颯爽《さっそう》としてきて、バリッとした見栄えのする感じに変わってくるのです。

そういう点で、私は、首という部位は、「人間の姿の美しさをキープするための土台」なのだろうと考えています。

毎日体調がよく、体が軽くなる

首の状態がいいと毎日の体調もよくなってきます。

この本でこれまで述べてきたような首や肩のトラブルに悩まされなくて済むのはもちろんなのですが、日頃から感じている「体の重さ」「疲れ方の加減」「食欲の旺盛さ」といった基本レベルでの体の調子が上向きになってくるのです。また、とくに女性の方は冷え、便秘、肌荒れ、生理不順といった〝プチ・トラブル〟に悩まされがちなものですが、そういうことに悩まされることも目に見えて減ってきます。

これには、自律神経の働きがよくなることが関係しているのでしょう。首にはたくさんの神経が密集していますが、自律神経も首を通ったうえで全身へと広がり、各器官や内臓に張り巡らされています。そして、首の状態がよければ、自律神経も快調に働くことになります。それによって、体の各器官や内臓の動きがよくなるものと考えられます。

たとえば、胃腸が活発に働くようになれば、食べ物をよりおいしく食べられるようになるでしょうし、もたれ感や便秘に悩まされることもなくなるでしょう。また、肝臓などの代謝機能が高まれば、老廃物を排出する働きがよくなって、だるさなどがとれやすくなります。肌細胞の新陳代謝が高まれば、肌の調子もよくなってくるでしょう。

さらに、自律神経の働きがよくなると、免疫やホルモンのバランスなども整ってきますから、風邪なども引きにくくなるでしょうし、生理痛や生理不順などに悩まされることも減ってくるでしょう。

そんなふうに、自律神経の働きがよくなると、体のさまざまな機能がとたんにリズミカルに動き出すようになるのです。

ですから、体の調子を毎日すこやかにキープしたいのなら、なによりも首の状態に注意を払うべきでしょう。

とにかく、体が調子よくスムーズに動けば、おのずと体も軽くなります。きっと、毎日の仕事や家事も、「さあ、今日もがんばろう」という気持ちになってくることでしょう。

うつむきをやめると、精神的に明るくなる

ところで、みなさんにお聞きします。

下を向いていると、なんとなく暗い気分になりませんか？　たとえば、朝、駅まで歩いているようなとき。肩をすぼめて、うつむいて歩いていたら、なんだかこれからの一日が暗く感じられてくるような気がしませんか？

逆に、目線を高くして、頭を上げて歩いてみるとどうですか？　なんとなく、それだけで明るい気持ちになってきませんか？　胸を張ってズンズンと元気よく歩いてい

けば、それだけでこれからの一日が明るいものに感じられてくるのではないでしょうか。

私は、首の角度や姿勢は、人の気分に微妙に影響してくるものと考えています。どうせなら、気分は明るいほうがいいですよね。ですから、私はどんなときも、うつむきの姿勢を避け、できるだけ首を上げるように心がけています。下を見ていても、何かが落ちているわけではありませんから。

ともあれ——。

首という部位は、体の調子だけではなく、心の調子にも多大な影響を与えているのだと思います。

首のこりや痛みをこじらせてしまうと、心までが不調に陥ってしまうケースが多いことは先にも紹介しました。バレリュー症候群が長引いてうつ病になってしまうケースなどが、その典型例です。ただ、関節包内矯正などにより首の状態を回復させると、心の症状も治っていくことが少なくありません。こうした点から、首の健康状態が心の健康に大きく影響していることは間違いないことだと思います。

どういうメカニズムによって、首の問題がこうした精神症状に発展していくのかについてはわかっていませんが、おそらくは、ここでも自律神経の不調が関与しているのでしょう。

だから、心の状態をいつもすこやかに保つためにも、日頃から首の姿勢や健康状態に気をつけたほうがいいのです。

ちなみに、私の患者さんにも、首を治療したことによって、見違えるように明るくなった方がたくさんいらっしゃいます。本当に性格が変わったのではないかというくらい快活になり、考え方や行動も前向きになられるのです。

もちろん、悩みの種の首の症状が消えたという点も大きいのでしょうし、首の問題を解決したことによって、体全体の調子がよくなったという点も大きいのでしょう。ただ、まるで人が変わったように明るくなる患者さんが多いことに、私はいつもびっくりさせられます。

そして、そういう患者さんの様子を目《ま》の当たりにするたびに、私はつくづく、首という部位の人間への影響力の大きさを実感させられるのです。

首の好不調によってもたらされる精神的な影響の大きさについては、まだわかっていない部分も多いのですが、私は確信しています。

人間にとって、首は「心を支える土台」でもあるのです。

首が健康であれば、人生はきっとうまくいく！

さて——。

首の状態をよくすることが、みなさんの心や体の健康や美しさに直結しているということがおわかりいただけましたでしょうか。

首は人生をすこやかに生きるための大きなポイントなのです。

ある意味、首に対してどんな意識を持っているかによって、その人の人生が大きく変わると言ってもいいでしょう。

だって、みなさん、考えてもみてください。

もし、首に対する健康意識が薄く、来る日も来る日もうつむきや前かがみの姿勢を続けていたとしたら、遅かれ早かれ、首や肩を痛め、体にさまざまな不調が生じるようになるでしょう。何をするにも心が暗く、後ろ向きでしめりがちな人生を歩むハメになってしまうかもしれません。

一方、もし、首に対する高い健康意識を持っていて、いつも姿勢やケアに気を遣っていれば、首や肩がこることもなく、いつも快調な体でいられるはずです。また、体のリズムが整っていれば、何をするにもフットワークが軽くなるはず。心のほうも考え方が前向きになり、積極的に活動をしたり新しいことにチャレンジしたりという気持ちが自然に湧《わ》いてくるでしょう。そして、きっと自分で自分の人生を拓《ひら》いていくことができるのではないでしょうか。

だから、いい人生を送るためにも、決して『首』をおろそかにしてはいけないのです。

日頃、私たちが無意識のうちに酷使してしまっている首。

その首は、美しさを支える土台、体の健康を支える土台、心の健康を支える土台です。

さらに、首はその人の「人生の土台」でもあるのです。よりすこやかに生きるため、より輝いて生きるためには、この土台をいちばん大切にしておかなくてはならないのです。

どうも、私たち現代人は、こういった〝いましめ〟を、どこかへ置き忘れてきてしまったようです。

私たちは、我が身を振り返り、この土台の大切さについて再認識すべきなのではないでしょうか。

肩こりや首こりのない世界へ行こう

いかがでしょう。

みなさん、首を疲れさせてしまう生活を送ることが、とても〝もったいないこと〟だという意味、ご納得いただけましたか？

首という部分は、健康や生活の明暗を分かつ生命線なのです。

この生命線はとてもナイーブにできているので、日頃の姿勢の悪さなど、ほんのちょっとしたことでバランスを崩してしまいます。ただし、これまでこの本で見てきたように、ほんのちょっとの治療や工夫をすれば、わりあい簡単に正常なバランスを取り戻せるものなのです。

ですから、それを取り戻さなければもったいない。

みなさん、ぜひふだんから、自分の首や肩を大切にする意識を持つようにしてください。

意識づけのためにいちばん大切なのは、うつむきや前かがみの姿勢をはじめとした「毎日の小さな問題点」に目を向けることです。そういう小さな問題を放置していたら、いずれ積み重なって大きな問題へと化けていってしまうもの。だから、日々の小さな問題点を無視しないことです。

「こりや痛みがひどくなったらマッサージに行けばいいや」などと考えていてはダメです。「これくらい大丈夫だろう」とか「ちょっとくらい平気だろう」といった気持ちに流されず、十分に気を引き締めて、毎日「首や肩にやさしい生活」を送るようにしてください。

そんなふうに、日頃から首のケアや姿勢に対して高い管理意識を持つようにしていれば大丈夫。

もう、つらいこりや痛みをがまんしたり、悩みを引きずったりすることはなくなるはずです。

最後にもう一度言いましょう。

首や肩の悩みは99パーセント解決できます。

高い意識を持って問題にきちんと対処しさえすれば、誰でもみんな、肩こりや首こりに悩まされない世界へと行くことができるのです。

みなさんも、もちろん行けます。

こりや痛みに悩まされない世界で、大いに羽を伸ばしましょう。そして、こうべを上げて人生を歩いていこうではありませんか。

あとがき

この首痛に関する本のお話をいただいたとき、私の中では、じつはあまり抵抗がありませんでした。理由は、前回出版させていただいた『腰痛』と今回の『首痛』は原因のメカニズムが非常に似ており、説明も比較的容易にできるため、読者の方々にご理解いただくことは難しくないと思えたからです。

首痛に悩んでいらっしゃる方がこれだけ多いにもかかわらず、本屋さんに行っても、この症状に関しては意外とわかりやすい本がないと実感しています。私自身も長い時間、仕事で治療・施術をしたため、首に違和感が出たあと、手にしびれまで感じるようになり、とうとう仕事ができなくなったことがありました。そのとき、ご予約いただいている患者さんに申し訳ないという気持ちとともに、これからどうやって食べていこうかと不安になったのをいまでもしっかり覚えています。しかも、首は頭に近いため、非常に症状が気になります。私は治療機器がそばにある環境にいましたし、痛みのメカニズムがわかっておりましたので、適切な処置により現在は症状が解消されましたが、ここぞとばかりにいろいろな治療を自ら試してみました。恥ずかしながら、開業当時は首痛や手のしびれの治療はあまり自信がなかったのですが、この経験を機に、大きな自信が生まれました。じつは腰痛治療についても、私自身が同じような経験をして自信を持つに至ったのです。

首痛にはリハビリだけでなく、手術という選択肢もあります。現在、手術の現場でも勉強しておりますが、その現場におられる先生たちも、手術をあまり積極的にすすめてはいらっしゃいません。首には大切な血管・神経がたくさん通っており、手術を受ける患者さんも、手術をする先生もかなりのリスクを伴うからです。ですので、まずはリハビリをしてみて、それから手術という選択をされてもよいと思います。

首とはそういった大切な部位にもかかわらず、適切なリハビリの情報はあまり開示されていない気がいたします。その意味では、今回、画期的な本であるとの自負を持って出版させていただきました。

おかげさまで、前回の腰痛の本ではたいへん大きな反響をいただきました。この場をお借りして、読んでいただいたみなさまに、お礼申し上げます。前著では、「もっいと腰痛にいい運動をたくさん載せてくれたらいいのに」というご意見をちょうだいいたしました。けれど、いろいろな運動や体操の方法を載せるより、本当に効果があり、読者の方もこれならば続けられそうだと思っていただける運動だけを載せたいと考えておりました。これは今回も同様です。外出先から帰宅した際、手洗いやうがいをするように、少し意識していただくだけで、大部分の首痛が解消いたしますし、かつ若く見えるようになります。現在、痛みに悩んでいらっしゃる方も、社会復帰され、支えてこられたご家族を安心させてあげられますよう願っております。

最後にきっかけをいただきました高橋明様、担当いただきました幻冬舎の藤原将子様、私を支えてくれております弊社のスタッフ及び家族に感謝いたします。

2010年春

酒井慎太郎

酒井慎太郎（さかい・しんたろう）

さかいクリニックグループ代表。柔道整復師。整形外科や腰痛専門病院、プロサッカーチームの臨床スタッフとしての経験を生かし、腰痛やスポーツ障害の疾患を得意とする。聖マリアンナ医科大学医学部解剖実習にて「関節包内機能異常」に着目。それ以来、関節包内矯正を中心に難治の腰痛や膝痛の治療を1日170人以上行なっている。TBSラジオの「大沢悠里のゆうゆうワイド」やTOKYO FMでレギュラーを担当。スポニチや日刊ゲンダイで連載、スポニチではブログも担当。多くのテレビ番組で「注目の腰痛治療」「神の手をもつ治療師」として紹介される。また、一般の方や医療関係者向けの勉強会を全国で行なうなど、啓蒙活動に取り組んでいる。ボクシング第36代WBC世界フライ級チャンピオン内藤大助選手、ボクシング第69代WBA世界フライ級チャンピオン坂田健史選手、プロレスラー故・三沢光晴選手、プロ野球高橋由伸選手、プロサッカー岩本輝雄元選手、シンクロ銅メダル鈴木絵美子元選手、スピードスケート大菅小百合選手、女優十朱幸代さん、俳優村井国夫さん、女優音無美紀子さん、音楽プロデューサー松任谷正隆さん、タレント山本博さん（ロバート）、女優秋野暢子さん、ミュージシャン寺田恵子さん（SHOW-YA）、松久信幸さん（シェフ）、アナウンサー大橋未歩さん、東京慈恵会医科大学の幡場良明先生などアスリートやタレント、医療関係者の治療も手掛ける。著書に『関節ゆるめ・伸ばしダイエット』（ワニブックス）、『腰痛は99%完治する』（小社）などがある。
ホームページhttp://www.sakai-clinic.co.jp/

カバーデザイン／渡邊民人（TYPEFACE）
本文イラスト／坂木浩子
本文デザイン・DTP／荒井雅美・小林麻実(TYPEFACE)
編集協力／高橋明

肩こり・首痛は99%完治する
"緊張性頭痛"も"腕のしびれ"もあきらめなくていい!

2010年 6月25日　第1刷発行
2013年 3月25日　第17刷発行
著　者　酒井慎太郎
発行者　見城 徹
編集人　福島広司
発行所　株式会社 幻冬舎
〒151-0051 東京都渋谷区千駄ヶ谷4-9-7
電話　03(5411)6211(編集)　03(5411)6222(営業)
振替　00120-8-767643
印刷・製本所　図書印刷株式会社

検印廃止

万一、落丁乱丁のある場合は送料小社負担でお取替致します。小社宛にお送り下さい。

ISBN978-4-344-01854-9 C0095
幻冬舎ホームページアドレス　http://www.gentosha.co.jp/
この本に関するご意見・ご感想をメールでお寄せいただく場合は、
comment@gentosha.co.jpまで。